U0342836

中国传统医药的保护与可持续发展

——基于惠益分享的思考

成 功 著

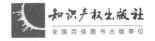

知识产权出版社
全国百佳图书出版单位

图书在版编目（CIP）数据

中国传统医药的保护与可持续发展：基于惠益分享的思考 / 成功著. —北京：知识产权出版社，2015.9

ISBN 978-7-5130-3695-5

Ⅰ.①中… Ⅱ.①成… Ⅲ.①中国医药学—保护—可持续性发展—研究 Ⅳ.①R2

中国版本图书馆CIP数据核字（2015）第180214号

内容提要

本书从《生物多样性公约》的立场，将传统医药视为遗传资源与传统知识结合的典范，以惠益分享作为制度手段，实现中国传统医药的保护与可持续发展。本书着重梳理了国际上传统知识议题的发展情况，并以青蒿素为例说明传统医药的保护与可持续发展，结合景颇族医药的实际情况，探讨惠益分享中关键的"传统知识"等话题。

责任编辑：高　超　　　　　　责任校对：董志英

装帧设计：品　序　　　　　　责任出版：刘译文

中国传统医药的保护与可持续发展：基于惠益分享的思考

成　功　著

出版发行：**知识产权出版社**有限责任公司　　　　网　　址：http://www.ipph.cn

社　　址：北京市海淀区马甸南村1号（邮编：100088）　　天猫旗舰店：https://zscqcbs.tmall.com

责编电话：010-82000860转8383　　　　　　责编邮箱：morninghere@126.com

发行电话：010-82000860转8101/8102　　　　发行传真：010-82000893/82005070/82000270

印　　刷：北京科信印刷有限公司　　　　　　经　　销：各大网上书店、新华书店及相关专业书店

开　　本：787mm×1092mm　1/16　　　　　印　　张：10.75

版　　次：2015年9月第1版　　　　　　　　印　　次：2015年9月第1次印刷

字　　数：205千字　　　　　　　　　　　　定　　价：38.00元

ISBN 978-7-5130-3695-5

谨以此书献于我的家人，

无论我在哪里探索，

你们总是我回航之港。

目　录

前　言

使圣人预知微，能使良医得蚤从事，则疾可已，身可活也。人之所病，病疾多；而医之所病，病道少。

《史记·扁鹊仓公列传》

冒昧地撰写一本有关中国传统医药的书，并非作者对于博大精深的传统医药有多少可成一家之言的心得，而是由于工作关系，经常需要向国内外学者回答"惠益分享是什么"和"什么是中国传统医药"，每次都要煞费苦心地解释许久，后来想，不若写成一本书，把最近几年的想法汇集起来，也方便让同侪批评指正。

首先要声明本书的视角，免得读者猜测作者的立场和意图。作者是做生物多样性研究的，先后学习过生物多样性的保护、起源和应用，在博士后期间研究生物多样性与文化多样性的相关性，并参与制定了《生物多样性相关传统知识的分类、调查与编目技术规定（试行）》（2014年6月6日实施），以及第四次全国中药资源普查中"传统知识调查"的相关技术标准。因此，本书是从《生物多样性公约》的立场，将传统医药视为遗传资源与传统知识结合的典范，从而希望采用惠益分享作为制度手段，实现传统医药的保护与可持续发展。

因此，在本书的第1章，着重梳理了国际上传统知识议题的发展情况，方便读者了解"传统知识""惠益分享"和"保护与可持续发展"等本书关键词的含义与背景信息，并理解本书写作的目的。希望可以部分地回答"惠益分享是什么"这个经常被问及的问题。

在本书的第2章，是回答一些国际友人对于中国传统医药的提问，他们很严肃地希望理解中国的传统医药，并盼望中国的传统医药能够对世界人民的卫生与健康事业做出贡献。但是他们并非生活在中国传统文化的语境之内，现有的介绍性书籍却假设了他们已经处在这个语境之中，经常在文中有专业术语出现，其指涉的内容远非这些国际友人可以轻易明白的。所以该章是针对国际友人回答"什么是传统医药"这个问题，很多内容对于大多数国内读者已经是心知肚明的，建议可以略过不看。当然，这种貌似简单的介绍，背后是跨文化交流的大题目，因此还是采用了人类学的研究方法，有些学术价值，并非简单的知识普及。看过底稿的几位国外朋友都认为是首次从普通人的他者视角来介绍中国传统医药，帮助他们更全面地了解中国传统医药。

在本书的第3章，是以青蒿素为例来说明传统医药的保护与可持续发展。里面涉及多个主题，特别对于新型知识产权制度进行了一些探索和思考。

在本书的第4章，是以作者的田野调查为基础，结合了景颇族医药的实际情况，探讨惠益分享中关键的传统知识持有方识别、传统知识客体鉴定、传统知识主客关系和传统知识传承（保护与可持续发展的实质）等话题。这些工作都只是尝试性的开端，仍有大量的问题有待解决，目前已经进行的工作，还有不少值得商榷的地方。但是，惠益分享并不能停止于国际论坛的会议桌上，也不能仅仅徘徊在各种期刊文字之中，而是需要躬身践行。在实践之中，难免有新问题、新情况、新困难，不过学术创新，正是在这样的试错过程中，寻找到正确的道路。作者欢迎凡是在乡村风餐露宿经年，筚路蓝缕开拓的探索者一同交流互动。

在本书的第5章，是对前面几个部分的一种尝试性的综合，并指出一些惠益分享的可行性，应该说，是最不成熟的思考。但是仍然拿出来献丑，而不愿意藏拙，就是抛砖引玉，盼望可以吸引有志于传统医药保护与可持续发展的朋友参与讨论。

感谢新加坡南洋理工大学的黄学义先生和陈美婷女士对于第2章审校的贡献，美国佛蒙特法学院（Vermont Law School）的Yanmei Lin也参与了该章的讨论。中央民族大学的徐凡启、黄曦、夏米斯亚、李炎梦等人参与了第3章的讨论和互动，对他们的贡献表示感谢。本书第4章和第5章中部分内容是在作者与龚济达同学于2010年到2012年多次进行的田野调查基础上完成的，他在研究生毕业之际，慷慨地将所有调查材料和成果馈赠作者，作者才得以基此形成相关的分析和研究。

　　这样的致谢并非逃避责任，在本书中出现的所有错误和偏颇，都由作者承担，与他人无涉。

第1章
传统知识的惠益分享进展

第1节　传统知识议题的国际态势

1．传统知识议题的相关背景

传统知识（Traditional Knowledge，TK）之所以成为一个国际社会普遍关注的问题，可以从积极和消极两个方面认识。积极方面，是因为传统知识对于环境保护与可持续发展的作用和价值得到越来越多的公认[1]，也是世界上经济相对落后的土著和地方社区（Indigenous and Local Communities，ILCs）介入未来发展之中的契机[2]。消极方面，是在全球化知识经济浪潮中，暴露出的对于各种传统知识的排斥和不当占有等情况，造成社会、经济、环境和文化的一系列摩擦，以及对于传统知识持有者的相关权利的侵犯。

从这两个方面出发，很多国际政府间组织都介入传统知识的议题。联合国于1992年在里约召开的环境与发展大会中，首度在国际上正式提出传统知识议题。该次大会发表了《里约环境与发展宣言》（*Rio Declaration*），又称《地球宪章》（*Earth Charter*），其中第22条涉及土著与地方社区的知识和传统习惯对于环境管理与发展的重大作用。此次大会还签署了《生物多样性公约》（*Convention on Biological Diversity*，CBD），并提出（包括传统知识在内的）将"惠益分享"（Benefit Sharing）作为《生物多样性公约》的三大目标之一。环境与发展大会的

---

[1] Wu T, Petriello M, 2011, Culture and biodiversity losses linked, Science, 331（6013）：30–31.
[2] Cox P, （2000）, Will Tribal Knowledge Survive the Millennium? Science, 287（5450）：44–45
Schiermeier Q, （2002）, Traditional owners 'should be paid', Nature, 419（6906）：423.

宣言和公约中包含着一种认识，即传统知识对生物多样性的保护和可持续利用有重要作用，但现代工业文明的盲目发展威胁了环境的可持续和生物多样性，甚至对于经济的可持续发展都是不利的……❶

遗传资源及相关传统知识的惠益分享遭到了以美国为首的发达国家或明或暗的反对。美国至今没有参加《生物多样性公约》。这是因为遗传资源及相关传统知识的惠益分享是有利于发展中国家的，而不利于发达国家借助自身的科技优势与知识产权体系，以极低的成本获取遗传资源，或对于传统知识的不当占有。在发达国家主导的世界贸易组织中，很快出台了《与贸易有关的知识产权协定》（*Agreement on Trade-Related Aspects of Intellectual Property Rights*，TRIPs，1994），虽然没有直接涉及传统知识内容，但是显然不承认传统知识应该得到知识产权保护。而后迫于国际社会的压力，世界贸易组织在2001年的《TRIPs与公共健康多哈宣言》中，表达出需要面对传统知识议题的口气，但是迟迟不见行动。

为了协调《生物多样性公约》和世界贸易组织的不同立场和观点，世界知识产权组织于2000年成立了"知识产权与遗传资源、传统知识和民间文学艺术的政府间委员会"（WIPO-IGC），专门就传统知识等问题展开工作。但是世界知识产权组织也是由发达国家主导，坚持其"传统的"知识产权范围，对于"传统知识"，是以不影响既有经济模式为前提的。因此，发展中国家对于其成果难以全部认可，更寄托希望于《生物多样性公约》。

与此同时，发展中国家和土著与地方社区通过联合国贸易发展大会（2000，2004，2008）和各种土著权利运动，表达对于传统知识的权利要求。有一个重要的变化在于传统知识不仅被他们视为知识产权，还被视为习惯法赋予的基本权利，甚至作为文化认同的集体权利的内容❷。

联合国教育、科学与文化组织在《保护非物质文化遗产公约》（2003）和《保护和促进文化表现形式多样性公约》（2005）中，表达了对于传统知识的内容与形式进行保护的目标，但是这种保护方法类似于迁地保护，而对于传统知识，更应该采取"就地保护"的措施。

世界卫生组织对于传统医学也持有越来越开放的态度，通过《北京宣言》，表

---

❶ Rands M，Adams W，Bennun L，et al.（2010），Biodiversity Conservation：Challenges Beyond 2010，Science，329（5997）：1298-1303.

❷ Juden L，（2003），Spiritual link is part of traditional knowledge，Nature，421（6921）：313.

达对于传统医学参与初级卫生保健的重视。传统医药在我国素来是初级卫生保健的基本保障，但是滥用抗生素等药物问题严重破坏了我国初级卫生保健系统。在国际上，传统医药对初级卫生保健的作用目前还没有得到有效推广，这不能不说是一种遗憾，也是《北京宣言》缺乏落实机制的体现。

同样是关注植物遗传资源的《国际植物新品种保护公约》和《粮食和农业植物遗传资源国际条约》，二者对于传统知识的态度迥异，很大程度上是因为《国际植物新品种保护公约》是由发达国家主导，为了保护育种者权利，因而排斥传统知识的贡献；而《粮食和农业植物遗传资源国际条约》是联合国粮农组织制定，为遗传资源的可持续利用，故此肯定传统知识的价值。

在上述国际政府间组织对于传统知识议题的不同态度中，我国应该坚持何种立场，采取哪些行动？这些政府间组织中，中国正扮演着越来越重要的角色，并对各组织未来产生举足轻重的影响，且各组织未来的政策会影响中国的发展，故此对上述问题需要认真分析和研究。

2．国际政府间组织传统知识议题时间表

目前对于传统知识议题，国内的研究主要侧重点在知识产权，或者是生物多样性公约下的惠益分享，因此显示出不同的倾向，对于国际政府间组织传统知识议题的全面情况还少有报道。通过对国际政府间组织传统知识及相关议题的按时间顺序的整理（表1-1），包括会议、机构、宣言、协议等事件和文本，可以更有效地回顾传统知识议题在国际社会上的变化趋势。

表1-1　国际政府间组织传统知识议题大事记

时间	组织	地点	形式	成果	备注
1961年12月2日	国际植物新品种保护联盟（UPOV）	瑞士，日内瓦	国际植物新品种保护联盟大会	《国际植物新品种保护公约》	1968年8月10日该公约正式生效，我国于1999年4月23日正式加入UPOV公约的1978年文本

续表

时间	组织	地点	形式	成果	备注
1989年6月27日	国际劳工组织（ILOs）	瑞士，日内瓦	国际劳工组织大会第76届会议	《土著和部落民族公约》	主要是拉丁美洲国家签署，于1991年9月5日生效
1992年6月3日至16日	联合国	巴西，里约热内卢	环境与发展大会	《环境与发展宣言》	第22条有关传统知识。中国签署了该宣言
1992年6月3日至16日	联合国	巴西，里约热内卢	环境与发展大会	《生物多样性公约》（CBD）	1993年12月29日正式生效。中国于1992年6月11日签署该公约
1994年6月17日	联合国	法国，巴黎	环境与发展大会	《联合国关于在发生严重干旱和／或沙漠化的国家特别是在非洲防治荒漠化的公约》	该公约于1996年12月正式生效。中国于1994年10月14日签署该公约
1995年1月1日	世界贸易组织（WTO）	瑞士，日内瓦	WTO的成立	《与贸易有关的知识产权协定》（TRIPs）	TRIPs是WTO的法律框架之一，与WTO同时生效。中国于2001年12月11日正式加入WTO
2000年2月12日至19日	联合国贸易和发展会议	泰国，曼谷	第10届大会	《马拉喀什宣言》	中国是贸易和发展会议成员国
2000年9月25日至10月3日	世界知识产权组织（WIPO）	瑞士，日内瓦	成员国大会第二十六次会议（第12次特别会议）	知识产权与遗传资源、传统知识和民间文学艺术的政府间委员会（WIPO-IGC）	

续表

时间	组织	地点	形式	成果	备注
2001年6月25日至30日	世界粮农组织（FAO）	意大利，罗马	粮食和农业遗传资源委员会在罗马举行的第6次特别会议	《粮食和农业植物遗传资源国际条约》	该条约于2004年6月29日生效。中国目前还没有签署这一国际条约
2001年10月22日至26日	生物多样性公约（CBD）	德国，波恩	获取和惠益分享问题不限名额特设工作组会议	《关于获取遗传资源并公正和公平分享通过其利用所产生的惠益的波恩准则》	CBD第6次缔约方大会批准
2001年11月9日至14日	世界贸易组织（WTO）	卡塔尔，多哈	第4届部长级会议	《多哈部长宣言》	第19条，有关传统知识保护
2003年9月29日至10月17日	联合国教育、科学及文化组织	法国，巴黎	第32届会议	《保护非物质文化遗产公约》	中国是第6个加入公约的国家
2004年6月13日至18日	联合国贸易和发展会议	巴西，圣保罗	第11届大会	《圣保罗共识》	中国是贸易和发展会议成员国
2005年10月3日至21日	联合国教育、科学及文化组织	法国，巴黎	第33届会议	《保护和促进文化表现形式多样性公约》	中国加入
2007年9月13日	联合国	美国，纽约	第61届联合国大会	《土著人民权利宣言》	中国签署
2008年4月20日至25日	联合国贸易和发展会议	加纳，阿克拉	第12届大会	《阿克拉协议》	中国是贸易和发展会议成员国
2008年11月8日	世界卫生组织（WHO）	中国，北京	世界卫生组织传统医学大会	《北京宣言》	中国签署
2010年10月18日至29日	生物多样性公约	日本，名古屋	第10次缔约国大会	《生物多样性公约关于获取遗传资源和公正和公平分享其利用所产生惠益的名古屋议定书》	中国尚未签署

3. 《国际植物新品种保护公约》

与传统知识密切相关的遗传资源的价值，很早就被发达国家意识到。

首先得到国际社会关注的是植物新品种，因为这些新品种含有育种者的劳动，故此对于新品种的保护问题，也很早就上升到国际公约的层面。虽然在任何一个新品种里，更多的贡献可能来自经过世代培育的品系，也可能含有大量的传统知识，但是在发达国家中，更重视其自身的智力成果，因此主要保护的是现代育种者的权利。1957年2月22日，法国邀请12个国家和保护知识产权联合国际局、联合国粮农组织和欧洲经济合作组织，参加在法国召开的第一次植物新品种保护外交大会，形成会议决议。在此基础上，拟定了《国际植物新品种保护公约》（*International Convention for the Protection of New Varieties of Plants*，UPOV），并于1961年在巴黎讨论通过了该公约。首字母缩略词"UPOV"是由该组织的法语名称派生出来的。其法语全称为："*Union internationale pour la protection des obtentions végétales*"。1968年8月10日该公约正式生效。以后该公约在总部日内瓦又经过1972年、1978年和1991年3次修改 ❶。截至2009年10月22日，有68个成员国，其中有1个国家加入的是1972年文本，22个国家加入的是1978年文本，45个国家加入的是1991年文本。我国于1999年4月23日正式加入UPOV的1978年文本，是UPOV公约第39个成员国。

为什么我国在1999年加入的不是UPOV最新的1991年版本，而是1978年版本呢？这与UPOV本身有关。总体来讲，UPOV旨在保护其成员国的植物新品种育种者的权利。故此，核心内容就是授予育种者对其育成的品种有排他的独占权，他人未经品种权人的许可，不得生产和销售植物新品种，或须向育种者交纳一定的费用。而这一点在公约的文本变化中越发明显，大多数UPOV的成员国加入的两个文本中，1991年的文本比1978年的文本更具有倾向性地保护育种者的权利。如1978年的文本默许农民保留种子再次播种，自繁自种和自由交换，而1991年的文本却严格地限制农民这种传统习惯，育种者的权利延伸至收获的种子等遗传材料。实际上，这与其他公约，特别是重视土著和农民权利的那些公约精神有所违背，因为农民保种选育是一种习惯法赋予保障的基本权利，而我国需要保障农民的这一重要的习惯性权利。

---

❶ [EB/OL]. [2014-10-18]. http://www.upov.int/en/about/upov_convention.htm.

UPOV 的目标在于促进研发植物新品种，因此规定了一种特权——"育种人豁免"。这种特权使得育种人的培育新品种行为不受限制，可以最大限度地获取遗传资源，从而为社会的利益，加快培育速度。实质上，这种特权可能造成对于遗传资源及相关传统知识的冒犯，在未经过事先知情同意和共同商定条件的基础上，不当地获取遗传资源及相关传统知识，而效果更多不是社会的利益，而是从事开发者或者投资开发者的利益。因此，这种不要求进行惠益分享的育种者特权违背了公平性和公正性。

4．《国际劳工组织土著和部落民族公约》

国际劳工组织（International Labor Organization，ILO）在1989年6月27日通过了《国际劳工组织土著和部落民族公约》（*Convention Concerning Indigenous and Tribal Peoples in Independent Countries*，ILO Convention 169，1989），该公约于1991年9月5日生效。其背景是国际劳工组织曾在1957年通过《土著和部落人口公约》（*Convention Concerning the Protection and Integration of Indigenous and Other Tribal and Semi-Tribal Populations in Independent Countries*，ILO Convention 107）。1957年的《土著和部落人口公约》是首个关注土著的土地权的国际条约。但是这个公约并不能让日益觉醒的土著人民满意，于是国际劳工组织在1989年以新的公约取而代之。在1989年的公约中，以民族代替了人口，说明了对于土著的集体权利的承认；同时提及土著对于天然资源的权利。这个公约主要是在拉丁美洲国家签署。

在《国际劳工组织土著和部落民族公约》❶ 的序言中，"提请注意土著和部落民族对人类文化的多样化，对人类社会的和谐与生态平衡，以及对国际合作和相互理解所作出的明显贡献"。该公约适用于独立国家的部落民族，特别是自我确定为土著或部落，这被视为是该公约条款适用的群体的一个根本标准。根据此公约的标准，中国的55个少数民族，还有一些有待识别的民族，都可以符合公约适用范围。

该公约比较重要的是，提出了"对有关民族传统占有的土地的所有权和拥有权应予以承认，并应有效地保护这些民族对其土地的所有权和拥有权（第14

---

❶ [EB/OL]. [2014-10-18]. http://www.ilo.org/ilolex/cgi-lex/convde.pl?C169.

条）"。第15条规定"对于有关民族对其土地的自然资源的权利应给予特殊保护。这些权利包括这些民族参与使用、管理和保护这些资源的权利"。第23条规定"有关民族的手工业、农村和社区工业，及其自然经济和传统谋生活动，例如狩猎、捕鱼、器具捕兽和采集，均应被视作保留这些民族的文化并使其经济得以自主发展的重要因素"。在该公约的社会保障和医疗卫生内容中，也提出利用传统的预防措施、治疗手段和药物（第25条）。

《国际劳工组织土著和部落民族公约》的目标旨在维护土著和部落民族成员平等享有所在国家的其他成员的权利；以及在尊重传统的同时，促进这些民族的社会、经济和文化权利的充分实现。在内容中，对于传统生产生活方式、传统医药、习惯法等传统知识内容有涉及，但是并没有提出有效的保护方案，更多是一种权利宣言性质的区域性公约（拉丁美洲）。公约并未给出具体的方法，也没有涉及惠益分享要求，只是要求在对有关民族实施国家的立法和规章时，应适当考虑他们的习惯和习惯法。但是这个公约对于土著人民争取更多的权利奠定了思想基础，包括对于土著和地方社区的遗传资源和传统知识等相关权利的争取。

5.《里约环境与发展宣言》

1992年6月3日至14日，在联合国环境署成立20周年之际，联合国环境与发展大会在巴西的里约热内卢国际会议中心隆重召开。包括中国在内的180多个国家派代表团出席了会议，103位国家元首或政府首脑亲自与会并讲话。参加会议的还有联合国及其下属机构等70多个国际组织的代表。此次环境与发展大会讨论并通过了《里约环境与发展宣言》（规定国际环境与发展的27项基本原则）、《21世纪议程》（确定21世纪39项战略计划）和《关于森林问题的原则声明》，并开放签署《联合国气候变化框架公约》和《生物多样性公约》两个对于缔约国具有约束力的国际公约。

在著名的《里约环境与发展宣言》❶的27项原则中，原则22规定："土著居民及其社区和其他的地方社区，由于他们的知识和传统习惯而在环境管理和发展方面具有重大作用。各国应承认和适当地支持他们的特点、文化和利益，并使他们能有效地参与实现可持续发展❷。"

❶ [EB/OL]. [2014-10-18]. http：//www.unep.org/Documents.Multilingual/Default.asp?documentid=78.
❷ [EB/OL]. [2014-10-18]. http：//www.un.org/documents/ga/conf151/aconf15126-1annex1.htm.

这一原则在被称为"里约三公约"的《联合国气候变化框架公约》《生物多样性公约》和《联合国防治荒漠化公约》中有一定的体现。这也是传统知识首次在国际宣言上得到认可和尊重，而且与之相关的土著和地方社区的重要性也开始越来越多地被重视。国际社会意识到土著与地方社区在环境管理和发展方面的作用，并且肯定了传统知识的积极贡献，要求各国承认和支持土著与地方社区，并在可持续发展的过程中要求土著与地方社区的有效参与。

6. 《生物多样性公约》

6.1《生物多样性公约》文本

《生物多样性公约》的目标即如其在第1条中所言："保护生物多样性""持续利用其组成部分"以及"公平合理分享由利用遗传资源而产生的惠益"。这三点被称为生物多样性公约三大目标。由于世界各国的努力，前两条已经取得了较多的效果，但是第三条，简称"惠益分享"（Benefit Sharing），进展缓慢。

根据《生物多样性公约》❶本身，惠益分享不仅涉及"遗传资源"，还包括"传统知识"。在《生物多样性公约》的"序言"里提及："认识到许多体现传统生活方式的土著和地方社区同生物资源有着密切和传统的依存关系，应公平分享从利用与保护生物资源及持续利用其组成部分有关的传统知识、创新和实践而产生的惠益。"而第8条（j）规定"依照国家立法，尊重、保存和维持土著和地方社区体现传统生活方式而与生物多样性的保护和持续利用相关的知识、创新和实践并促进其广泛应用，由此等知识、创新和实践的拥有者认可和参与下并鼓励公平地分享因利用此等知识、创新和做法而获得的惠益"。

《生物多样性公约》的序言和第8条（j）提及传统知识，关键是提出了传统知识与生物多样性的保护和持续利用相关，以及传统知识的惠益分享问题。因此，在公约框架下的传统知识，是围绕生物多样性的保护和持续利用的；而传统知识的惠益分享，也不应该以自身为目的，而是需要以惠益分享作为手段，通过保护和持续利用传统知识，实现生物多样性的保护和持续利用的目标。这必须成为在公约框架内传统知识相关议题的指导原则。

因而在《生物多样性公约》的框架内，与传统知识相关的，还包括遗传资源

---

❶ [EB/OL]. [2014−10−18]. http：//www.cbd.int/convention/text/.

和惠益分享两个部分，这3个部分经常是不可分割地联系在一起的。在随后的缔约国大会中，多次涉及这互相联系的3个部分。在1995年，第2次缔约方大会上，议题之一是遗传资源获取；在1996年，第3次缔约方大会上，议题之一是知识产权；在1998年，第4次缔约方大会上，议题之一是传统知识，也即公约的第8条（j）；在2000年，第5次缔约方大会上，议题之一是遗传资源的获取；在2002年，第6次缔约方大会上，通过了《关于获取遗传资源并公正和公平分享通过其利用所产生的惠益的波恩准则》（*Bonn Guidelines on Access to Genetic Resources and Fair Equitable Sharing Benefits Arising out their Utilization*，以下简称《波恩准则》）；在2006年，第8次缔约方大会上，议题包括"获取与惠益分享"和"传统知识"；在2010年，第10次缔约方大会上，通过了《生物多样性公约关于获取遗传资源和公正和公平分享其利用所产生惠益的名古屋议定书》（*the Nagoya Protocol on Access to Genetic Resources and the Fair and Equitable Sharing of Benefits Arising from their Utilization to the Convention on Biological Diversity*，以下简称《名古屋议定书》）。

6.2 《波恩准则》

《波恩准则》产生的背景是，随着生物技术的发展和遗传资源开发的全球化，发展中国家容易被发达国家通过技术的不对称掠夺遗传资源，而发展中国家明确知道保护遗传资源的重要意义，因此希望通过国际约定来保护遗传资源或者进行共同发展。实际上，这种保护意识在《波恩准则》之前早就存在，因此在联合国《生物多样性公约》的谈判中，发展中国家坚持遗传资源的国家主权，并将遗传资源主权属于国家的概念写入《生物多样性公约》。《生物多样性公约》第3条规定"依照联合国宪章和国际法原则，各国具有按照其环境政策开发其资源的主权权利，同时亦负有责任，确保在它管辖或控制范围内的活动，不至于对其他国家的环境或国家管辖范围以外地区的环境造成损害"。《生物多样性公约》第15条第1款规定："确认各国对其自然资源拥有的主权权利，因而可否取得遗传资源的决定权属于国家政府，并依国家法律行使。"《生物多样性公约》第16条第3款规定："每一缔约国应酌情采取立法、行政或政策措施，以期根据共同商定的条件向提供遗传资源的缔约国，特别是发展中国家，提供利用这些遗传资源的技术和转让此种技术，其中包括受到专利和其他知识产权保护的技术。"

为了确保遗传资源的提供方可以得到公平公正地对待，并对于遗传资源利用产生的惠益进行分享，因此需要有具体可行的方案。于是《生物多样性公约》于2001年10月22日至26日在德国波恩召开的"获取和惠益分享问题不限名额特设工作组会议"上达成《波恩准则》。

《波恩准则》❶的目标除了保护和可持续利用生物多样性，亦旨在提供一个透明的框架以促进遗传资源的获取和公平分享其利用所产生的惠益，并且帮助各缔约国建立保护土著与地方社区的知识、创新和实践的机制及获取与惠益分享（Access and Benefit Sharing，ABS）制度。

具体来说，《波恩准则》给出了两个关键程序："事先知情同意"（Prior Informed Consent，PIC）和"共同商定条件"（Mutually Agreed Terms，MAT）。"事先知情同意"程序要求获取遗传资源需要取得资源提供国的事先知情同意，内容包括：给予知情同意的土管部门，时间规定，用途说明，取得事先知情同意的程序，与利益相关者的协商机制，等等。"共同商定条件"则是遗传资源提供方和获取方双方达成的协议，内容包括：遗传资源的类型、数量、活动的地理区域，对材料用途的可能限制，原产国的主权，能力建设要求，向第三方转让的规定，尊重土著社区的权利，保密资料的处理，如何分享惠益（惠益类型、惠益时间性、惠益的分配和惠益分享机制），等等。

在《波恩准则》的正文中规定其适用范围："本准则应涵盖《生物多样性公约》所涉全部遗传资源以及相关的传统知识、创新和做法，并涵盖由于这些资源的商业利用和其他利用而产生的惠益，唯人类遗传资源不在此列。"因此，《波恩准则》所制定的"事先知情同意"与"共同商定条件"也同样适用于传统知识。

《波恩准则》最大的问题就是没有法律约束力，只是一个自愿性的指导文件，故此尽管有大约180个国家一致通过，似乎是具有明确和无可争议的共识，其实并没有取得明显的效果。这一点被随后近10年（2001～2010年）的事实所印证。

6.3 《名古屋议定书》

《波恩准则》虽然是有关惠益分享的，但是由于是没有实质约束力的，因此，《生物多样性公约》内的发展中国家希望制定出更具有实际意义的议定书，可以将惠益分享落实。然而，发达国家与发展中国家一直无法就此达成共识。此议题自2002年4月的《生物多样性公约》第6次缔约国大会通过的《波恩准则》之后，

---

❶ [EB/OL]. [2014–10–18]. www.cbd.int/doc/publications/cbd-bonn-gdls-en.pdf.

在《生物多样性公约》的框架下，经过了一个旷日持久的国际谈判过程，希望建立一个可以实现遗传资源及相关传统知识公平与公正地惠益分享的国际制度❶。然而，直至2010年10月《生物多样性公约》第10次缔约国大会的最后一天，缔约国仍然无法就惠益分享达成协议，导致谈判破裂，而大会的主办方日本的斡旋起到了力挽狂澜的作用❷，在闭幕日的凌晨，终于通过了《名古屋议定书》❸。

在《名古屋议定书》的序言中反复提及传统知识议题："回顾《生物多样性公约》第8条（j）对于同遗传资源相关的传统知识以及公正和公平分享利用此种知识所产生惠益的重要性，注意到遗传资源与传统知识间的相互联系，其与土著和地方社区密不可分的性质，传统知识对于保护生物多样性和可持续利用其组成部分的重要性，以及对于土著和地方社区可持续生计的重要性，认识到存在与遗传资源相关的传统知识为土著和地方社区持有或拥有的多种多样的情况，意识到土著和地方社区有权在自己社区内查清其与遗传资源相关的传统知识的正当持有者，又认识到存在一些国家自己拥有口头形式或有文献记录的传统知识的独特情况，这种传统知识反映了同生物多样性的保护和可持续利用有关联的丰富的文化遗产"❹。

《名古屋议定书》的目标可以概括为"惠益分享，从而保护生物多样性和可持续地利用其组成部分"。说明了惠益分享虽然是《名古屋议定书》的目标，但是惠益分享的终极目标是"生物多样性的保护和可持续利用"，进而与《生物多样性公约》一致。

传统知识是《名古屋议定书》的主要议题之一。议定书第3条规定："本议定书还适用于与《生物多样性公约》范围内的遗传资源相关的传统知识以及利用此种知识所产生的惠益"。有关公正和公平的惠益分享的第5条规定："5.2各缔约方应根据关于土著和地方社区对遗传资源的既定权利的国内立法，酌情采取立法、行政或政策措施，以确保根据共同商定的条件，与有关社区公正和公平地分享利

---

❶ 薛达元.遗传资源获取与惠益分享：背景、进展与挑战 [J]. 生物多样性，2007，5（15）：563-568.
薛达元，蔡蕾.《生物多样性公约》遗传资源获取和惠益分享国际制度谈判进展 [J]. 环境保护，2007（22）：72-74.
张丽荣，成文娟，薛达元.《生物多样性公约》国际履约的进展与趋势 [J]. 生态学报，2009，29（10）：5636-5643.
❷ 薛达元.《名古屋议定书》的主要内容及其潜在影响 [J]. 生物多样性，2011，19（1）：113-119.
❸ [EB/OL]. [2010-10-18]. http://www.cbd.int/abs/text/.
❹ 薛达元.《生物多样性公约》新里程碑：《名古屋ABS议定书》[J]. 环境保护，2010，23：68-70，24：76-78.

用由土著和地方社区持有的遗传资源所产生的惠益。""5.5 各缔约方应酌情采取立法、行政或政策措施，以确保同持有与遗传资源相关的传统知识的土著和地方社区公正和公平地分享利用此种知识所产生的惠益。这种分享应该依照共同商定的条件进行"。在《名古屋议定书》的第 7 条（与遗传资源相关的传统知识的获取）规定了传统知识获取的"事先知情同意"和"共同商定条件"，这说明传统知识与遗传资源采用了同等对待。在第 12 条（与遗传资源相关的传统知识）中，涉及缔约方的各种与传统知识相关的责任，包括尊重习惯法、通报潜在使用者有关惠益分享义务、支持土著和地方社区制定合同等多方面内容。在第 16 条（遵守有关遗传资源相关的传统知识的获取和惠益分享的国家立法或管制要求）中，强调了"事先知情同意"和"共同商定条件"，并且对于土著和地方社区所在缔约国有"获取和惠益分享（ABS）"立法的要求。第 21 条（提高认识）中，要求缔约国提高对于传统知识的重要性、获取和惠益分享的认识，包括采取一些措施。

从 1992 年的《生物多样性公约》，到 2001 年的《波恩准则》，最后到 2010 年的《名古屋议定书》，传统知识议题在生物多样性公约中的地位不断上升，一方面反映出传统知识对于生物多样性保护和可持续利用的重要性得到越来越多的认识，另一方面说明发展中国家在生物多样性公约的框架下，为土著和地方社区争取惠益分享权利的努力成果。因为发展中国家与其自身的生物多样性更加息息相关，而保护生物多样性和可持续利用需要资金和技术，故此需要发达国家的惠益分享。但是仅仅涉及遗传资源的惠益分享难以公平公正地体现土著和地方社区在遗传资源的保护和利用上的贡献，而传统知识才是能够体现土著和地方社区贡献的议题，也才可能真正实现"公平地"和"公正地"惠益分享，进而保护生物多样性和可持续发展。

7.《联合国防治荒漠化公约》

《联合国防治荒漠化公约》（*United Nations Convention to Combat Desertification*，UNCCD）于 1994 年 6 月 17 日在法国巴黎通过，于 1994 年 10 月 14 日至 15 日在巴黎开放供联合国会员国或联合国任何专门机构的成员国或《国际法院规约》的当事国以及区域经济一体化组织签署，并于 1996 年 12 月正式生效。中国于 1994 年 10 月 14 日签署该公约，并于 1997 年 2 月 18 日交存批准书。公约于 1997 年 5 月 9 日对中国生效。

公约的全称是《联合国关于在发生严重干旱和/或荒漠化的国家，特别是在非洲防治荒漠化的公约》（*United Nations Convention to Combat Desertification in those Countries Experiencing Serious Drought and/or Desertification*，*particularly in Africa*）。其主要目标是"在发生严重干旱和／或荒漠化的国家，特别是非洲防治荒漠化和缓解干旱影响，为此要在所有各级采取有效措施，辅之以在符合《21世纪议程》的综合办法框架内建立的国际合作和伙伴关系安排，以期协助受影响地区实现可持续发展"。

该公约有大量与传统知识相关的条文。在《联合国防治荒漠化公约》第16条（g）中规定："在符合各自国家立法和／或政策的前提下就当地和传统知识交流信息，确保充分保护这种知识，并且平等地以相互议定的条件向有关当地群众适当回报由此产生的利益"。第17条第1（c）款规定"保护、综合、增进和验证传统的和当地的知识、诀窍和做法，在符合各自国家立法和／或政策的前提下确保拥有这种知识的人能以平等、相互商定的条件从这些知识的商业利用或从这些知识所带来的技术发展直接获益"。第18条（技术的转让、获取、改造和开发）中规定"缔约方应根据各自能力并在符合各自国家立法和／或政策的前提下保护、促进和利用特别是有关的传统和当地技术、知识、诀窍和做法，为此，缔约方承诺：（a）请当地群众参加将这种技术、知识、诀窍和做法及其潜在用途登记造册，并酌情与有关政府间组织和非政府组织合作传播这方面的信息；（b）确保这种技术、知识、诀窍和做法受到充分保护，并确保当地群众能平等地和以相互商定的条件从这些知识或源自这些知识的任何技术发展的任何商业利用中直接获得利益;（c）鼓励和积极支持改进和推广这种技术、知识、诀窍和做法或据以发展的新技术；并（d）酌情便利改造这种技术、知识、诀窍和做法，以利广泛使用，并酌情将之与现代技术相结合"。在第19条（能力建设、教育和公众意识）中规定："（d）尽可能地促进在技术合作方案中利用和传播当地人民的知识、诀窍和做法；（e）按照现代社会经济情况，在必要时改造有关的无害环境技术以及农牧业中的传统方法"。

由于《联合国防治荒漠化公约》主要目标是非洲国家，因此，这个公约中的传统知识议题并没有得到国际社会的普遍关注。实际上，在内容上，此公约内的传统知识议题，并没有超出《生物多样性公约》的范畴，而是重复了《生物多样性公约》的相关内容，只是强调了传统知识在防治荒漠化中的作用和潜力，并且要求采取类似惠益分享的方式回报当代社区。

8. 《马拉喀什宣言》《圣保罗共识》和《阿克拉协议》

这一系列文本都是在联合国贸易和发展会议上达成的。联合国贸易和发展会议（United Nations Conference on Trade and Development，UNCTAD），中文简称"贸发会议"，是一个成立于1964年12月的联合国常设机构，它的主要职能是处理有关贸易与经济发展问题，宗旨是最大限度地促进发展中国家的贸易、投资机会，并帮助它们应对全球化带来的挑战和在公平的基础上融入世界经济。1964年3月23日至6月16日，首届联合国贸易和发展大会在瑞士日内瓦召开，随后建议联合国成立贸易和发展会议常设机构，第19届联大于1964年12月通过第1995号决议，正式成立贸发会议这一常设机构，该决议还决定成立贸易和发展理事会，作为贸发会议的执行机构，其总部设在日内瓦。贸发会议每4年举行一届大会，大会是贸发会议的最高权力机构。中国于1972年加入贸发会议，目前是贸发会议、贸发理事会以及所属各主要委员会的成员。

自2000年2月12日至19日在泰国曼谷举行的联合国贸易和发展会议第十届大会开始，传统知识就成为一个重要的议题。在其"行动计划"中第147条提及"考虑到《生物多样性公约》和《与贸易有关的知识产权协定》的目标和条款，研究保护本地和土著社区的传统知识、创新和做法的方法，在研究和开发与可持续利用生物资源相关的技术方面增强合作"。此前于1999年9月13日至16日在摩洛哥马拉喀什举行的77国集团和中国第九次部长级会议通过了一个《马拉喀什宣言》（*Marrakesh Declaration*），其中第17条声明中包括："设法建立机制以均衡地保护生物资源，制定保护传统知识的纪律"。

2004年6月13日至18日在巴西圣保罗举行联合国贸易和发展会议第十一届大会。该次大会达成《圣保罗共识》（*Consensus of Sao Paulo*），其中第68条提及在保护传统知识和民俗方面缺乏对知识产权的承认。第88条规定应当充分注意并支持保护、保存和促进发展中国家的传统知识、创新和做法以及生物资源。第101条要求贸发会议分析保护传统知识、遗传资源、民俗以及公正和公平分享等问题。第103条要求贸发会议应就传统知识向发展中国家提供支持。

2008年4月20日至25日在加纳阿克拉举行联合国贸易和发展会议第十二届大会，有一个"77国集团和中国在贸发十二大召开之际发表的部长宣言"。其中第18条提及"我们要求贸发会议协助发展中国家解决知识产权促进发展方面以及与贸易有关的知识产权问题，包括改进对发展中国家的技术转让、建立和实施知识产权所涉发展问题及影响，保护传统知识、遗传资源和民俗，公平和公正的利益分配。"这次贸发会议达成了《阿克拉协议》❶（*Accra Accord*），其中第60条规定传统知识、遗传资源、创新和惯例是发展中国家的重要财富。第86条提及"需要各国及国际社会做出努力，以保存、保护和促进可持续地利用传统知识和遗传资源，确保公正和公平地分享其收益"。第105条要求贸发会议应在自己的任务范围内就保护传统知识、遗传资源、民间传说以及公平分享等问题继续开展研究。

与世界贸易组织相比，联合国贸发会议明显倾向于发展中国家的利益和地方社区的权利。但是贸发会议对于传统知识本身的接纳也是一个逐步的过程，并且直至2008年的大会，才明确提出惠益分享的要求。传统知识的议题并未在贸发会议中有实质性的突破。由于联合国贸发会议一直难以有效制定明确可遵守的贸易规则，特别是无法支付制定规则、维护规则的成本，也没有经济大国有足够的意愿承担起新型国际经济贸易金融秩序的责任，故此其难以撼动世界贸易组织所建立的全球经济秩序。实际上，这个国际平台是一个有利于发展中国家的国际论坛，如果应用得当，可以建立一个更公平正义的全球经济秩序。

9. 世界知识产权组织

在发达国家的主导下，传统知识议题从生物多样性的保护和持续利用上，转移到贸易和知识产权领域。在这个领域，世界知识产权组织开始进行了多次深入的讨论。

传统知识的确在遗传资源（特别是农作物品种资源和畜禽品种资源）、传统医药、传统文化、传统技术和传统产品等一系列领域涉及知识产权问题，而且问题尖锐，亟待解决。故此世界知识产权组织开始进行一些探索性的基础工作，以期对遗传资源、传统知识和民间文学艺术问题有更好的理解。

1998年至1999年，世界知识产权组织向28个国家派遣了实况调查团，以确定传统知识持有人与知识产权有关的需要和期望。召开了两次关于传统知识保护的圆桌会议，而且就"传统知识及其革新和创新"进行了多次事实考察。世界知识产权组织在一份报告中公布了调查的结果，报告题为"传统知识持有人与知识产

---

❶ [EB/OL]. [2014–10–18]. http://www.unctad.org/ch/docs/iaos20082_ch.pdf.

权有关的需要和期望：世界知识产权组织实况调查团报告（1998～1999年）"。

2000年9月25日至10月3日在日内瓦召开的世界知识产权组织成员大会第26次会议（第12次特别会议）上，世界知识产权组织建立了一个关于知识产权与基因资源、传统知识和民间文学艺术的政府间委员会（Intergovernmental Committee on Intellectual Property and Genetic Resources，Traditional Knowledge and Folklore）。这个委员会关注三个主题的知识产权问题：（1）遗传资源的获得和惠益分享；（2）传统知识的保护，无论是否与这些资源相关联；（3）民间文学艺术表达的保护。

值得注意的是，三个主题的第一个是与生物多样性公约一致的，也说明世界知识产权组织承认了《生物多样性公约》关于遗传资源的相关议题，包括惠益分享要求。但是在第二个主题上，世界知识产权组织明显涵盖了更广阔的范畴，超出与遗传资源相关的限制，同时也仅以传统知识的保护为目标，并未提及惠益分享的要求。在第三个主题上，世界知识产权组织将其比较长期考察的民间文学艺术表达列入，一方面是将此部分有别于传统知识，另一方面是更多地将此主题导向传统的知识产权领域。

由于世界知识产权组织代表的是工业国家的利益，因此，至今没有出台具有约束力的法律文件，可以有效地保护发展中国家的传统知识相关权利，使之不受侵犯。而且，将传统知识完全纳入到旧有的知识产权体系对于发展中国家是不利的，这很大程度上是因为发展中国家缺乏知识产权意识，而持有传统知识者，更是难以通过旧有的知识产权体系，例如专利或者版权来维护自己的权利。

10.《粮食和农业植物遗传资源国际条约》

为了与《生物多样性公约》保持一致，在2001年6月25日至30日，世界粮农组织粮食和农业遗传资源委员会在罗马举行的第6次特别会议上，完成了修订《粮食和农业植物遗传资源国际条约》（*International Treaty on Plant Genetic Resources for Food and Agriculture*，ITPGRFA）。该条约于2004年6月29日生效。中国目前还没有签署这一国际条约。

在此条约的范围内，与传统知识直接相关的在其第三部分"农民的权利"中，第9条（农民的权利）："9.1 各缔约方承认世界各地区的当地社区和农民以及土著社区和农民，尤其是原产地中心和作物多样性中心的农民，对构成全世界粮食和农业生产基础的植物遗传资源的保存及开发已经做出并将继续做出的巨大贡献。9.2 各缔约方同意落实与粮食和农业植物遗传资源有关的农民权利的责任在于各国政府。各缔约方应酌情根据其需要和重点，并依其国家法律，采取措施保护和加强农民的权利，其中包括：（a）保护与粮食和农业植物遗传资源有关的传统知识；（b）公平参与分享因利用粮食和农业植物遗传资源而产生的利益的权利；（c）参与在国家一级就粮食和农业植物遗传资源保存及可持续利用有关事项决策的权利。"

这一条约在其第9.2条（a）将传统知识作为农民的权利之一，并且随即提出了惠益分享的要求（b），还强调了参与决策的权利（c）。这比《国际植物新品种保护公约》有明显的进步。这是因为该条约在宗旨（第1条）中就强调了"本《条约》的宗旨与《生物多样性公约》相一致，即为可持续农业和粮食安全而保存并可持续地利用粮食和农业植物遗传资源以及公平合理地分享利用这些资源而产生的利益"。

然而，仍有若干问题没有解决。这些问题主要是有关知识产权的。因为既有的知识产权体系对于发达国家有利，而对发展中国家不利，通过强调农民的权利，可以部分地平衡这种倾向。而《粮食和农业植物遗传资源国际条约》要求的《材料转让协议》（MTA），部分地约束了遗传资源获取者在通过多边途径获得材料而提出知识产权的要求，并且将其作为强制性的惠益分享起点，故此初步解决了粮食与农业遗传资源获取与惠益分享的问题 ❶。

11. 《多哈部长宣言》

在《生物多样性公约》中，遗传资源的国家主权、惠益分享以及传统知识保护，都说明了发展中国家在国际公约上的努力，同时也遭到了部分发达国家的反对。美国至今没有加入到《生物多样性公约》。而发达国家利用其把控的世界贸易组织，通过了《与贸易有关的知识产权协定》和《多哈部长宣言》（*Doha Ministerial Declaration*），这两个与遗传资源及传统知识有关的世界贸易组织相关文本。

TRIPs于1994年关税与贸易总协定（GATT）乌拉圭回合中达成。TRIPs的订

---

❶ 薛达元.《名古屋议定书》的主要内容及其潜在影响 [J]. 生物多样性，2011, 19（1）：113-119.

立来自美国的激烈游说以及欧盟、日本与其他发达国家的支持。在乌拉圭回合后，GATT成为世界贸易组织的前身。由于签署TRIPs是世界贸易组织成员的强制要求，任何想要加入世界贸易组织从而降低国际市场准入门槛的国家都必须按照TRIPs的要求制定严格的知识产权法律。因此，TRIPs是知识产权法律全球化中最重要的多边文书。

此外，不同于其他知识产权协定的是，TRIPs具备有力的执行机制。各签署国都受世界贸易组织争议解决机制的约束。在TRIPs中，第27条涉及专利的部分被认为与生物相关，但主要是反对将普通的动植物授予专利权，只授予微生物专利权，植物品种可以通过专利或其他特殊制度进行保护。这与美国等发达国家反对保护传统知识和遗传资源有关。

在2001年11月14日通过的《多哈部长宣言》❶第19条中提及："特别审查TRIPs与《生物多样性公约》之间的关系，审查对传统知识和民俗的保护以及成员们根据第71.1条提出的其他相关新进展。在进行这一工作时，TRIPs理事会应以TRIPs第7条和第8条所列目标和原则为指导，并应充分考虑发展问题。"

因此可见，世界贸易组织不希望传统知识的保护和惠益分享影响既有的世界经济贸易格局，实际上并不承认传统知识可以和其他知识产权一样应该受到排他性的保护，并且默许了对于遗传资源及相关传统知识的侵占，这对于拥有大量遗传资源和传统知识的发展中国家是不利的。

12. 《保护非物质文化遗产公约》和《保护和促进文化表现形式多样性公约》

联合国教育、科学与文化组织（United Nations Educational，Scientific and Cultural Organization，UNESCO）于2003年11月3日在第32届联合国教科文组织大会上通过了《保护非物质文化遗产公约》（*Convention for the Safeguarding of Intangible Cultural Heritage*），于2005年10月20日在第33届联合国教科文组织大会上通过了《保护和促进文化表现形式多样性公约》（*Convention on the Protection and Promotion of the Diversity of Cultural Expressions*）。中国于2004年8月28日批准《保护非物质文化遗产公约》，于2006年12月29日批准《保护和促进文化表现形式多样性公约》。

---

❶ [EB/OL]. [2014–10–18]. http：//www.wto.org/english/thewto_e/minist_e/min01_e/mindecl_e.htm.

《保护非物质文化遗产公约》❶第2条（定义）中，认为凡是可视为文化遗产组成部分的知识，都属于非物质文化遗产范围。故此，传统知识被包括到该公约的保护范围，特别是该公约特别强调"有关自然界和宇宙的知识和实践"和"传统手工艺"都属于非物质文化遗产。但是无论在国家一级，还是国际一级的保护手段中，都没有要求实施惠益分享，而是通过整理清单，或者编排名录，教育宣传等方法，保护非物质文化遗产。

《保护和促进文化表现形式多样性公约》❷在其序言中"承认作为非物质和物质财富来源的传统知识的重要性，特别是原住民知识体系的重要性，其对可持续发展的积极贡献，及其得到充分保护和促进的需要"，以及"认识到文化表现形式，包括传统文化表现形式的多样性，是个人和各民族能够表达并同他人分享自己的思想和价值观的重要因素"。虽然对于传统知识显示出更多的重视，但是仍然在保护方面，着重于缔约方的管理和促进措施，没有惠益分享这样的可行性方案。

总体来说，《保护非物质文化遗产公约》和《保护和促进文化表现形式多样性公约》表达了对于传统知识的内容与形式进行保护的目标，但是这种保护方法类似于迁地保护，也就是更关注"濒危的"传统知识的内容和形式，而对于传统知识所生长的传统文化土壤，没有投入足够的注意，也没有适当的机制，可以保护传统知识，并促进其可持续发展。实际上，对传统知识的保护，应该采取类似"就地保护"的措施，通过在传统知识所在社区的惠益分享，实现传统知识的传承和发展。

13. 《土著人民权利宣言》

联合国大会在2007年9月13日通过了《土著人民权利宣言》（*Declaration on the Rights of Indigenous Peoples*），中国投票支持通过该宣言。该宣言共46条，内容涉及土著人民享有的公民、政治、经济、社会、文化等方面权利，是联合国历史上通过的第一个内容全面的保护土著人民权利的人权文书，其对集体人权的强调在国际人权法上达到了前所未有的程度。此宣言的通过清晰地表明了国际社会将致力于保护土著人民的个人权利和集体权利，而这些权利与传统知识具有

---

❶ [EB/OL]. [2014—10—18]. http：//www.unesco.org/culture/ich/index.php?lg=en&pg=00006.
❷ [EB/OL]. [2014—10—18]. http：//unesdoc.unesco.org/images/0014/001429/142919c.pdf.

一定关系。

在联合国《土著人民权利宣言》❶的序言中提及"认识到尊重土著知识、文化和传统习惯，有助于实现可持续和公平的发展，并有助于妥善管理环境"。在第 11 条中规定："土著人民有权奉行和振兴其文化传统与习俗。各国应通过与土著人民共同制定的有效机制，对未事先获得他们自由知情同意，或在违反其法律、传统和习俗的情况下拿走的土著文化、知识、宗教和精神财产，予以补偿，包括归还原物。"有关传统医药，在第 24 条中规定："土著人民有权使用自己的传统医药，有权保持自己的保健方法，包括保护他们必需的药用植物、动物和矿物。"在第 26 条中提及"土著人民对他们传统上拥有、占有或以其他方式使用或获得的土地、领土和资源拥有权利"。第 27 条规定："各国应与有关的土著人民一起，在适当承认土著人民的法律、传统、习俗和土地所有权制度的情况下，制定和采用公平、独立、公正、公开和透明的程序，以确认和裁定土著人民对其土地、领土和资源，包括对他们传统上拥有或以其他方式占有或使用的土地、领土和资源的权利。土著人民应有权参与这一程序。"具体的补偿要求公正、公平、合理。在第 31 条，特别提及了有关传统知识的内容："1. 土著人民有权保持、掌管、保护和发展其文化遗产、传统知识和传统文化体现方式，以及其科学、技术和文化表现形式，包括人类和遗传资源、种子、医药、关于动植物群特性的知识、口述传统、文学作品、设计、体育和传统游戏、视觉和表演艺术。他们还有权保持、掌管、保护和发展自己对这些文化遗产、传统知识和传统文化体现方式的知识产权。2. 各国应与土著人民共同采取有效措施，确认和保护这些权利的行使。"

这个宣言与国际劳工组织的宣言类似之处在于，关注土著和地方社区的个人权利和集体权利，但是并没有实际的方案或者惠益分享要求。

在联合国内部与土著问题联系最紧密的是"联合国土著问题常设论坛"，此常设论坛是经济及社会事务理事会的一个咨询机构，任务是在理事会的权限范围内讨论与土著人民有关的经济和社会发展、文化、环境、教育、卫生和人权等问题。该常设论坛主要就土著人民的问题向理事会并通过理事会向联合国的方案、基金和机构提供专家的咨询意见和建议；在联合国系统内增加对土著人民问题的

---

❶ [EB/OL]. [2014-10-18]. http://www.un.org/esa/socdev/unpfii/documents/DRIPS_en.pdf.

了解，促进有关活动的结合与协调；编写和散发有关土著人民问题的资料。目前这个论坛也对于传统知识投入一定的关注，但是没有形成有影响力的文本。

14. 《北京宣言》

作为传统知识中最受关注的传统医药，在国际社会主要是被世界卫生组织所关注。传统医学在《传统医学研究和评价方法指导总则》被定义为：传统医学是在维护健康以及预防、诊断、改善或治疗身心疾病方面使用的种种以不同文化所特有的无论可解释与否的理论、信仰和经验为基础的知识、技能和实践的总和。

世界卫生组织最初于1978年9月12日在阿拉木图召开的国际初级卫生保健大会，并通过了《阿拉木图宣言》（*Declaration of Alma-Ata*），宣言强调了初级保健的重要性，其中第7条提及"在当地的及转诊的体制中依靠……必要时的传统医学"。传统医生被认为对于初级卫生保健有积极作用，是可以采用的人员。但是总体来说，传统医学只能被视为"替代"医学或"补充"医学，在一些国家是无法进入到正规医疗体系的。

在2003年5月28日，第56届世界卫生大会产生了有关传统医学的 WHA56.31 决议文。在序言中提及"认识到传统医药知识是该知识发源地小区和国家的财产，应给予充分的尊重……需要措施以确保适当使用传统医药并保护和维持其持续应用所必需的传统知识及自然资源，以及需要对传统行医者进行培训和颁发许可证"。虽然整个决议都是有关传统医药的，但是其中与传统知识保护特别相关的是"（6）按照符合国际义务的国家法规的规定，根据各国的情况，采取措施保护、维持并在必要时改进传统医药知识及药用植物资源以便持续地发展传统医药；这类措施可酌情包括传统医学行医者对医药配方和文本的知识产权，以及使世界知识产权组织参与制定自成一格的国家保护系统"。在这个决议中，对于传统医学的态度明显受到《生物多样性公约》有关传统知识议题的影响，而且涉及相关的自然资源，以及持续发展的态度。

2008年11月8日在中国北京举行的世界卫生组织传统医学大会上通过了《北京宣言》。其中提及"确认传统医学为初级卫生保健服务的其中一项资源，可以增进普及性和可负担性并有助于改进卫生保健结果，包括千年发展目标中提及的结果……应根据每个国家的具体情况，尊重、保护、促进以及广泛并且适当地传播传统医学、治疗和实践的知识。"《北京宣言》肯定了传统医学的价值，并且要求各国将传统医学纳入到国家的医疗卫生保健体系，并逐步推动传统医学和现代医学交流。

然而，对于传统医学和传统药学知识的存在处境，以及具体的保护措施，惠益分享要求，都没有在世界卫生组织的活动和决议中出现，这使得传统医药的保护还停留在意愿的水平上，没有可操作的方案。这不得不说是一种遗憾。

第2节　作为新型知识产权制度的惠益分享

1. 国际政府间组织对于传统知识的态度分析

基于上述分析，可见对传统知识的积极利用和消极保护，不同的国际政府间组织开展了相关议题的多次讨论。由于各组织关注点不同，因此形成了三个主要态度和立场 ❶。

第一种关注环境与生物，主要是联合国系统内的《里约环境与发展宣言》《生物多样性公约》《联合国防治荒漠化公约》和《粮食和农业植物遗传资源国际条约》。这些以环境保护为出发点的国际政府间组织普遍将传统知识视为生物多样性保护和可持续利用的重要工具，因此主张对于传统知识进行保护，以及惠益分享。

第二种关注经济与贸易，主要是世界贸易组织、《国际植物新品种保护公约》和世界知识产权组织等。这些组织被发达国家把持，追求自由贸易和知识产权保护，故此要么回避传统知识的权利问题，要么试图将其纳入到既有的知识产权体系或者某种特殊的知识产权制度，从而反对传统知识作为土著和地方社区的基本权利，害怕这些权利成为经济和贸易的壁垒，妨碍发达国家从发展中国家攫取遗传资源。

第三种关注社会与权利，主要是《土著与部落民族公约》、联合国贸易与发展大会、联合国教科文组织、《土著人民权利宣言》和世界卫生组织等。这些政府间组织追求公平和正义，故此，不满足于仅仅将传统知识作为知识产权，也不认

❶ 成功，王程，薛达元.国际政府间组织对传统知识议题的态度以及中国的对策建议 [J]. 生物多样性，2012，4：505-511.

为传统知识只是保护与可持续利用生物多样性的工具，而是将传统知识视为土著与地方社区传统文化的重要组成部分，是土著与部落民族身份构建要素，因而需要在尊重传统的前提下，尽可能在习惯法的范畴内理解传统知识对于土著与地方社区的意义和价值。

2. 中国的传统知识国情与处境

中国是上述多个国际政府间组织的成员，也因此承担着相关的义务和权利。中国一方面需要按照国际公约的要求进行履约行动，以此承担国际责任。另一方面，需要考虑我国的具体国情，制定出具体可行的国内法规制度，从而最大限度地保护国家利益，维护人民权利 ❶。

在传统知识议题上，我国国情独特。无论是野生生物的遗传资源，还是驯养生物的遗传资源，我国的遗传多样性都异常丰富，在世界上屈指可数。而中国传统医药不仅包括中医药，还包括藏族医药、蒙古族医药、维吾尔族医药和傣族医药等众多民族医药，此外还有散在各地的民间医药知识，这些共同构成了我国传统医药的庞大范畴。基于传统医药在中国近乎举世无双的实践成果，在考虑到传统知识的国情时，就需要格外谨慎。而中国国家法定的56个民族外，还有不少未识别民族，实际上，在大多数民族范围内，都有不同的族群存在，故此，其传统文化的多样性，传统技术的丰富性，目前得到报道的，可谓冰山一角，还有大量蕴藏在民间的传统知识有待发掘 ❷。

与此同时，中国在国际的经济和贸易上扮演着举足轻重的角色，也具备相对完善的知识产权制度和生物技术开发能力，故此需要综合地考虑传统知识议题。尤其是中国将环境保护作为一项基本国策，而中国政府对于保护少数民族的权利和社会的公平正义都非常重视，这些都需要被纳入中国对于传统知识议题考量的具体处境范畴中 ❸。

各个国际政府间组织无法就传统知识议题达成共识，最主要的原因就是各组织

---

❶ 薛达元，林燕梅.生物遗传资源产权理论与惠益分享制度 [J].专利法研究，2006（27）.

❷ 薛达元，郭泺.论传统知识的概念与保护 [J].生物多样性，2009，17（2）：135-142.

赵富伟，薛达元.遗传资源获取与惠益分享制度的国际趋势及国家立法问题探讨 [J].生态与农村环境学报，2008（2）：92-96.

❸ Xue DY, Cai LJ. China's Legal and Policy Frameworks for Access to Genetic resources and Benefit-Sharing from their Use [J]. RECIEL. 2009, 18（1）: 91-99.

成员的利益诉求不同，但是次要原因是，各组织的出发点不同，因而理解不同，甚至难以对话。如果国际社会意识到，传统知识保护应该对于经济、生态和社会的持续发展多方都有利，那么，达成一个妥协方案的可能性大很多。所以，最终一个对于生态、经济和社会三方面并重的传统知识保护制度才是可行性的。

中国具备实施传统知识保护制度，协调环境与发展，促进生物、社会和经济的共同可持续发展的可能性。因为传统知识保护在中国的处境下，既有利于生物多样性保护，又可以促进经济发展，同时保护少数民族的权益和社会的公平正义。

3. 探索保护传统知识的新型知识产权制度

在考察了各国际政府间组织的传统知识议题，以及中国政府的签约责任等综合考量之后，我国应当按照《名古屋议定书》的要求对传统知识进行立法、行政或政策措施，"以确保同持有与遗传资源相关的传统知识的土著和地方社区公正和公平地分享利用此种知识所产生的惠益。这种分享应该依照共同商定的条件进行"（《名古屋议定书》第5.5条）。根据《名古屋议定书》要求（第13条）我国应指定一个关于获取和惠益分享的国家联络点和国家主管当局。根据我国国情，应该由一直负责牵头参与《生物多样性公约》《名古屋议定书》的环境保护部作为国家主管当局，并在环境保护部内设立国家联络点。虽然传统知识保护具有知识产权保护的层面，但是考虑到国际政府间组织传统知识议题的进展，结合我国国情特征，以生物多样性保护和可持续利用为目标的传统知识保护才更符合我国现实需要和达成国际履约要求。特别是我国知识产权不同内容本来就被不同的主管部门负责，例如，专利是知识产权局负责，著作权是文化部负责，商标是工商局负责，而地理标志产品是质检总局负责，故此，传统知识保护制度可以由《名古屋议定书》的牵头单位国家环境保护部作为国家主管部门。

我国的传统知识保护将会极大地影响国际传统知识议题的发展，故此，具体的传统知识保护制度需要深入结合我国的多民族、巨大生物多样性和频繁深入的国际贸易等国情因素，进行更多的研究探讨。

我们认为，在现有的知识产权体系和框架内，是难以正确地理解传统知识，并有效保护传统知识。这也是为什么迄今为止很多知识产权领域的学者，反对传统知识作为一种知识产权。他们普遍接受了既有的知识产权体系，哪怕传统知识符合知识产权的定义，确实属于人类的智力成果，但是业已形成的知识产权概念让他们无法突破既有框架。

实际上，本研究认为，无须在既有的知识产权框架内，通过延伸对于已有的知识产权概念的司法解释，或者修正立法等途径来包容传统知识的知识产权。本研究认为，鉴于传统知识具有不同于专利、商标和版权的智力成果特征，应该依据其本质属性，设立新型的（sui generis）知识产权制度，其核心是将事先知情同意的获取制度，和惠益分享的共同商定条件纳入到法律保护的范围。

然而，这种新型的知识产权制度势必与传统知识自身的本质特征密切相关。但是，目前对于传统知识的研究要么更多是从学理上的探索，要么就是民俗学的采风，因此对于传统知识的本质特征关注不足，无法形成统一公认的传统知识本质性的认识，也就难以实现有效的获取与惠益分享制度。

为更好地理解获取与惠益分享的概念，必须要了解遗传资源的产生及利用背景。遗传资源，不管是来自动植物还是微生物，可有多种用途，如用于基础科研或产品的商业化利用。遗传资源或/及与之相关的传统知识的使用者包括科研机构、高校、移地收集机构以及各行各业的私有企业，包括制药、生物科学技术、种子、作物保护、园艺、美容化妆品及个人护理、香味及口味、植物园以及食品饮料产业 ❶。

极其多样的遗传资源在应用于研发、商业利用时，产生了不可估量的社会价值和商业价值。但是遗传资源的最初提供者，他们往往也是遗传资源的传统培育和持有方，并没有在这个社会和经济效益中，获得他们应有的尊重和收益，因而在这样一个缺乏公正与平等、正义的信息不对称框架内，这些遗传资源及传统知识的提供方失去了进一步合作的意向，由此减少了对于全球可持续发展的贡献。

因而，分享此类利用产生的惠益，有可能会对社会经济发展大有好处。与此同时，惠益分享还向我们提供了一个评估珍惜生物多样性及其生物系统功能服务的具体实例榜样，以及一种用来正确衡量其价值的经济工具。它还被视为保护生物多样性及可持续利用的必要前提。实际上，以遗传资源为基础的创新往往依赖于遗传资料的获取。许多国家历来通过法律和法规来控制生物资源的获取，但只有少数国家同时控制遗传资源的获取 ❷。至于何为遗传资源，如何判定所获取的资源

---

❶ Laird, S. and R. Wynberg, 2008.Access and Benefit-Sharing in Practice: Trends in Partnerships Across Sectors, Volumes I, II and III, CBD Technical Series 38, Secretariat of the Convention on Biological Diversity, Montreal, p. 8.

❷ Glowka, L. 1998. A guide to designing legal frameworks to determine access to genetic resources. Environmental Law and Policy Paper No. 34. Environmental Law Centre, UICN, Bonn, Allemagne, p. 1. 无法确定

是遗传资源或生物资源，是否是通过其用途来决定等，已经有过很多讨论，部分国家已经制定了相应的法律制度和管理体系，例如，同样作为生物多样性大国和人口大国的印度，在这方面取得了举世瞩目的进展。

可以说，根据获取及惠益分享的公平正义理念，作为国际义务，提供遗传资源及传统知识的国家须促进遗传资源及传统知识的获取，而使用资源的国家应以公平、公正的方式分享因利用所获遗传资源而产生的惠益。《生物多样性公约》的生效造就了一种新的认识（表1-2），即遗传资源不再是人类的共同遗产，而是所在国家对其拥有主权。与此同时，传统知识作为土著与地方社区的集体遗产，应该得到国际社会的公认和尊重。

表1-2　《生物多样性公约》有关获取与惠益分享的义务及责任的规定 ❶

（1）获取

《生物多样性公约》第15条第1款明确规定了政府在其管辖的范围内有权规制遗传资源的获取。但同时，第15条第1款并没有赋予国家对这些资源的所有权 ❷。遗传资源的所有权问题不是《生物多样性公约》而是国家或国家以下的法律法规要解决的问题，包括普通法和惯例法。

《生物多样性公约》第15条第2款阐明了政府有权对遗传资源的获取做出决定，它要求缔约方：

便利其他缔约国取得遗传资源用于无害环境的用途，并不对这种取得施加违背公约目标的限制。

提供遗传资源的缔约国将决定用途是否对环境无害。而且，便利获取，除去或减少获取的限制意味着潜在利用者在获取资源时应得到足够的支持。之所以这么做，是因为便利获取，尽可能地减少获取限制的最直接利益是使一个国家管辖区域内的遗传资源尽可能多的被利用，因遗传资源利用产生的惠益越有可能得到分享。换而言之，《生物多样性公约》第15条第2款的内在逻辑是，只有遗传资源真正得到获取，才能促使惠益得到公平、公正的分享。

❶ Thomas Greiber, Sonia Pena Moreno, Mattias Ahren. 遗传资源获取与惠益分享的《名古屋议定书》诠释[M]. 薛达元, 林燕梅校译. 北京：中国环境出版社，2013.

❷ Glowka, L., Burhenne-Guilmin, F., Synge, H. A Guide to the Convention on Bio-logical Diversity. IUCN, Gland and Cambridge. 1994，76.

《生物多样性公约》第15条第3款将第15条（以及第16条和第19条）所述遗传资源限定为以下两类：

由原产国的缔约国提供的（根据《生物多样性公约》第2条的定义，"遗传资源的原产国"指的是"拥有处于原产境地的遗传资源的国家"）或是按照公约取得该资源的缔约国提供的。

只有是这两类遗传资源才能使提供方获取《生物多样性公约》所规定的惠益。

另外，遗传资源的获取要得到提供遗传资源的缔约方的"事先知情同意"，除非该缔约国另行决定（第15条第5款）。在批准获取的情况下，视遗传资源提供方和可能使用者之间（第15条第4款）达成"共同商定的条件"而定。事先知情同意和共同商定条件是为了：

许可遗传资源的获取；

控制其嗣后利用；

建立公平公正地分享后续利用产生惠益的机制。

事先知情同意的基本概念是，在潜在使用者获取遗传资源之前，相关人员及被授权作决策的人应予告知潜在使用者的情况，从而做出一个明智的决策。根据获取与惠益分享，事先知情同意需要：

遗传资源提供者通过采取确认措施表明同意遗传资源的获取；

该决定（许可/同意）基于潜在使用遗传资源者提供的信息；

在许可获取的决定做出之前提供该信息。

然而，具体以哪种方式，到何种程度，通过什么程序获取事先知情同意仍由各个国家有关遗传资源获取的法规进行规定。需要注意的是，第5条第5款规定"除非该缔约国另行决定"。这就意味着缔约方在实施遗传资源主权时，可以自行决定遗传资源的获取是否对"事先知情同意"有要求。该解释也得到了第15条第1款的支持，即"决定遗传资源是否能获取取决于国家政府并服从于国家法规"。

与此同时，行使主权并不能免除缔约方根据《生物多样性公约》第15条第2款规定的提供遗传资源的义务，即采取必要措施建立法律程序，促使便

利获取 ❶。

共同商定条件意味着批准遗传资源获取的一方和试图使用该资源的主体之间的协商结果，资源使用者的主体可能是个人、公司或一个机构。协商成功的话，接下来双方就会达成一个获取协议（有时也称为材料转让协议、研究协议或合同）。

（2）惠益

《生物多样性公约》第15条第7款要求每个缔约国采取立法、行政或政策性措施，以实现公平、公正地分享利用遗传资源产生的惠益。虽然《生物多样性公约》对"惠益"没有明确的定义，但它提示了将要分享的惠益（有货币惠益及非货币惠益）可分为几类，包括：

研发成果，第15条第7款；

通过所提供的遗传资源产生的商业利益和其他利益，第15条第7款；

获取并转让用于该遗传资源的科学技术，第16条第3款；

参与以遗传资源为基础的各类科研，第15条第6款；

参与以遗传资源为基础的生物技术研究，第19条第1款；

优先获取遗传资源的生物技术使用所带来的成果及惠益，第19条第2款。

因此，惠益分享必须以共同商定条件为基础（如第15条第7款，第16条第3款及第19条第2款所述），并且协商应以个案为基础。

（3）传统知识

第15条虽然没有针对传统知识进行阐述，但是第8条（j）款要求每个缔约方根据其国内法的规定：

尊重、保存并维持土著与地方社区体现传统生活方式而与生物多样性的保护与可持续利用相关的知识、创新和实践；

通过此类知识、创新和实践主体的同意和参与，促进它们更广泛的应用；

鼓励公正分享因使用它们而产生的惠益。

---

❶ Glowka, L., Burhenne-Guilmin, F., Synge, H. 1994. A Guide to the Convention on Bio-logical Diversity. IUCN, Gland and Cambridge. 1994，81.

续表

> 　　获取及惠益分享所指的遗传资源与传统知识的关系以《生物多样性公约》第8条（j）所述的第二、三种义务为基础。因此，《生物多样性公约》承认传统知识对现代社会的价值，并认为这些知识、创新和实践的持有者需根据国家法律参与到它们的更广泛应用并提出他们的同意和建议。另外，提倡国家将使用土著和地方社区的知识、创新和实践而获得的惠益进行公平的分享。

　　这种情况下还需意识到，体现在动植物、昆虫或生态系统上的传统知识、创新和实践可以作为线索或第一道屏筛，使我们将自然界中发现的遗传资源的特有属性分离出来。因此，传统知识已经引领许多公司研发了新产品❶。

第3节　本书的研究立场与方法

　　传统医药是传统知识之中格外引人注目的类别，而且也是国际社会中，对于传统知识兴趣的焦点所在。探索传统医药知识的获取与惠益分享，是推动遗传资源及传统知识保护与可持续利用的关键。

　　传统医药的保护与可持续利用并非易事，可谓仁者见仁，智者见智。从不同的学科背景和专业视角，可以得出各异的观点和结论。甚至传统医药应该被保护，还是应该被扬弃，也是一个反复被争论的问题。扬弃论者经常使用的论点是传统医药不科学、不现代、不国际。保护论者并不从上述角度反驳扬弃论者，而是强调传统医药是民族的、实用的、国粹的。双方站在各自的立场上，用完全不同的学科思想，诉诸不同的权威体系，展开了一场旷日持久的口水战。本书无意介入这场争论，而是从一个新的角度，尝试用一种新的学科方法，探索一条新的道路。

---

❶ Laird, S. and R. Wynberg, Access and Benefit-Sharing in Practice: Trends in Partnerships Across Sectors, Volumes I, II and III, CBD Technical Series 38, Secretariat of the Convention on Biological Diversity, Montreal, 2008, p. 20.

1．生物多样性保护与可持续发展视角

新的角度是生物多样性的保护与可持续发展。自1992年国际社会签订《生物多样性公约》，生物多样性的保护与可持续发展已经成为某种全球意义上的社会共识，虽然不时仍有人抛出优胜劣汰、适者生存的庸俗机械进化论来质疑濒危物种保护，例如大熊猫、朱鹮、松江鲈鱼、大树杜鹃等，但已经应者寥寥。而在《生物多样性公约》的缔约方历次会议上，越来越注重传统知识的保护，承认生物多样性与文化多样性唇齿相依，故此专门又于2010年缔结了一项《名古屋议定书》，特别强调遗传资源及相关传统知识的保护与可持续发展，从而将传统知识的保护纳入到具有国际法意义上的公约体系之中。我国是《生物多样性公约》的缔约方，虽然目前还不是《名古屋议定书》的缔约方，但是正在努力争取的过程中。其实从国际法的意义上来说，由于《名古屋议定书》下属于《生物多样性公约》，故此从某种程度上，作为《生物多样性公约》的缔约方我国也有相应的国际义务。但我国还很少有从生物多样性保护的视角来看待传统知识的研究，因而无论从理论上，还是从宣传上，都缺乏数据和资料，难以有理有据地开展相应的工作。本研究就以我国传统知识的典型代表传统医药作为研究对象，以生物多样性保护与可持续发展的角度，进行理论探索和分析总结。同时也盼望本书可以作为普及型读物，有助于宣传推广文化多样性保护与可持续发展的理念。

2．民族生态学的方法论

新的学科方法是民族生态学的概念、理论、方法和应用。作为民族科学和生态学发展出来的新兴交叉学科，民族生态学融合了两个学科传统中的概念、理论、方法，并通过对于生态—社会—文化复合系统的结构与功能的分析，理解复杂的生态—社会—文化复合系统的发展变化规律，并尝试在这样的科学认识基础上，应用于复合系统的整体管理。故此，民族生态学的研究意义在于增加社会可持续性、生态可持续性和文化可持续性。由于传统医药是传统文化的一部分，如果传统文化断裂或失落，传统医药就失去了生长发育的土壤，因此，保护传统医药更应该注重传统文化的整体的可持续性问题，而不能只是将部分传统医药知识，以数字化的方式，记录在档案馆、博物馆或者图书馆，因为失去了土壤的传统医药也就失去了继续发生发展的生命力。由于民族生态学目前发展有限，不少理论问题和方法问题还在摸索的过程中，故此本书尚不能实现充分运用民族生态学的概

念、理论、方法和应用，但是本研究是以民族生态学作为方法论基础，并希望能够为民族生态学发展贡献绵薄之力。

3．获取与惠益分享路径

新的道路是获取与惠益分享制度。传统医药的保护与可持续发展不是仅仅依靠科学研究，或者教育宣传，就可以实现的。虽然没有科学的研究，就没有切实有效的认识基础，很可能形式上的保护成为事实上的破坏。没有教育宣传，就得不到广大人民群众的支持和参与，也就产生不了多大的效果。但是就如同濒危物种的保护或者环境保护一样，仅仅有科学研究和教育宣传都是不够的，必须有相应的法律制度和管理体系，才能实现传统医药的保护和可持续发展。虽然目前我国已经有了相关的条例，并且在积极立法，但是更多是从行政法的思路，确立国家对于中医药的管理，而不是立足于传统医药的保护和可持续发展。值得一提的是，在2014年7月24日，国务院法制办公室发布《中华人民共和国中医药法（征求意见稿）》以公开征求意见。其中第49条专条论述中医药传统知识保护："国家保护中医药传统知识。中医药传统知识持有人享有传承使用的权利，并对他人获取和利用传统知识享有知情同意、惠益分享的权利。具体办法由国务院知识产权行政部门会同国务院中医药主管部门制定。"这就将中医药传统知识纳入到了民法保护的范畴之中，虽然具体的保护法律法规还没有定型，但是总体而言，应该是采用《生物多样性公约》的获取与惠益分享制度思路。本研究也力图在此方面，提供相应的立法方面的理论探索，并以传统知识的实际案例来提供相关证据。具体而言，本研究认为，在现有的知识产权体系之内，通过扩大对于专利、商标或者版权的解释，来实现中医药传统知识的保护与可持续发展，这不仅在理论上需要做出重大的修正，而且在实践上也是困难重重，因此另辟蹊径，将传统知识作为一种新型的知识产权，开创新的保护模式，才是与传统知识本质特征相符的保护方法。

4．本书的结构

本书最初的写作动机，是应联合国发展署的邀请，介绍中国传统医药的基本情况和创新体系。在写作的过程中，注意到很少有人从"内部的视角/他者的眼光"这样的人类学思维分析过我国的传统医药系统。可以说，但凡在国内长大的人，似乎都知道一些有关传统医药的东西。但这种人人皆知的感觉，却经不起推敲和追问，除了从事传统医药行业的专业人员，很少有人能够分得清中医的各个流派和中药的各种传统。可能对于中医药的管理体系和创新模式，非物质文化遗产保护，以及传统医药知识的国际保护与可持续发展趋势，即便是中医药从业人员，也很难科学地系统理解和说明。而在中医药文化之外的人，对于中医药的知识体系和生存模式，更是难以理解和把握，遑论进行沟通和对话。这也正是本书最初的写作动机，即向中国文化之外的，尤其是向希伯来—希腊文明后裔的西方现代文明中的人，解释中国的传统医药世界。

只有在系统地全面了解中国传统医药的基础上，才能聚焦在某个具体的案例中，分析传统医药的保护与可持续利用问题。本研究选取了青蒿素这一案例，作为分析传统医药知识保护与可持续利用的研究对象。青蒿素不仅具有典型性，而且具备代表性，更是目前最重要的被世界所接受的中药产品。虽然历来对于青蒿素的报道中，时常提及其不公，显示了研究者的不满，但是更多的是诉诸个人感情和利益导向，并没有从理论上指出问题的所在，也没有从法理上提出解决的方案。本研究在分析中，主要从青蒿素的研发过程中，探索传统知识的贡献，分析现有知识产权保护的弊端，并认为只有采取了获取与惠益分享的视角，才能看到在这个案例中的核心问题所在，从而尝试从法理上探索解决问题的可行性。

而现有的传统医药的相关研究，普遍集中在中医药上，对于民族医药和民间医药重视不足。一方面，中医药确实占有更多更大的比例，而且资料和信息浩如烟海，研究人员倾毕生之力也无法穷尽。另一方面，研究人员对于民族医药和民间医药由于陌生等原因，不敢涉足，或者因为无知忽视而不愿涉足。其实，各个少数民族的医药是中华民族传统医药的固有组成部分，在历史发展中，早已是你中有我，我中有你，互相离不开的状态。故此，本研究将一个少数民族的传统医药知识的调查分析，作为具体的案例，来探索中国传统医药的保护与可持续发展。这也是生态学研究中经常采用的一种思路，通过分析相对比较小而具有典型性的案例，来为更大更复杂的系统研究奠定基础。某种意义上，这还是一种本土的人类学表述。即，将大家生活之内的隐藏，或者被忽视、被误读，被歪曲的一个文化世界，呈现出来。这种呈现，采用了民族生态学的逻辑和方法。选取景颇族的传统医药知识作为研究对象，既有偶然性，又有代表性。偶然性是因为本书作者长期从事景颇族相关传统知识的调查与研究，也曾经系统地进行了景颇族医药知识的区域性普查，从而具有第一手的田野调查资料和信息。代表性是因为景颇族医药传统知识是我国少数民族医药传统知识的一部分，其存在特征和现状，能够代表很多少数民族医药传统知识的情况。通过对景颇族传统医药知识的介绍，对以获取与惠益分享制度进行少数民族医药传统知识的保护与可持续利用意义重大。

借助上述分析，本研究在最后的部分尝试探讨惠益分享的路线图，以及对于具体案例的惠益分享的可能性与可行性。虽然这部分内容仍然限于理论探索，其意义在于踏出了这一步。可以说这种摸着石头过河的方法，自然会有错谬之处。但是科学研究就是一个不断尝试和自我纠错的过程，也是一个通过分享来获得同侪交流互动的过程。

如果说本书写作的第一个目的，是尝试增进两个世界（现代西方文化与传统东方文化）的理解和对话。那么，本书写作的第二个目的，是试图建立两个世界的支持和互动。我们是否要终止于一种文明形态，一种语言体系，一种思想世界。还是，如同多样化的生物世界，我们的精神和思想，也有多种可能，我们的文明与文化，也需要多样性，我们的语言与艺术，也多种多样。实际上，多样化的世界，并不意味着冲突和对抗，甚至可以是合作与互补，甚或是共生的关系。

5. 研究方法概述

本研究立足于以保护生物多样性的方式，保护我们的文化多样性。故此，研究传统医药的保护与可持续发展，就不能脱离生物多样性的保护与可持续发展的研究方法。具体来说，本书采用了一种生态学和民族科学的综合方法，虽然本研究的目的之一即形成两种学科的交叉，但是这是一个漫长的学术过程，希望本研究对此能够做出一定的基础性贡献。

在对传统知识的保护与可持续利用的背景分析中，采用了文献收集、比较分析的方法。通过对国际上各个政府间组织的传统知识议题的资料收集整理，再进行汇总归纳，形成了对传统知识议题的三种国际基本态度的结论。通过对各个国际态度的比较，分析认为我国应该立足于基本国情和国际态势，建立一套行之有效的获取与惠益分享制度，以新型知识产权体系来保护传统知识。

在对传统医药知识的介绍中，仍然采用的是上述研究方法，经过对相关领域的资料收集、整理和分析，介绍了我国传统医药的基本概念、结构、功能和体系。因为任何新型的知识产权体系，也是建立在一个既有的社会运行框架之内的，故此了解现状显得尤为重要。在而且仅仅在了解这一社会事实的基础上，才有可能开展切实有效的分析与研究。

传统医药知识包含诸多内容，而本书主要着眼于传统医药知识的两个方面，一是具有个案性质的传统医药，以青蒿素为例，侧重于医药本身之研究，以微观与生物多样性角度探讨惠益之重要性；二是具有民族代表性的民族传统医药知识，侧重于民族文化之中的医药传统知识之研究，以宏观与民族生态学角度探讨惠益之重要性。

在具有个案性质的传统医药方面，为了举证传统医药知识的获取与惠益分享的重要性与意义，特别以青蒿素为例进行了介绍与分析，这是一种案例研究方法，是对于典型性和代表性的医药传统知识的保护与可持续利用的具体调查与研究，从而能够得出更具有广泛适用性的获取与惠益分享制度思想。虽然对于青蒿素已有的研究与报道很多，但是从惠益分享的角度进行深入剖析的还是非常有限，本书试图在这个方向做一个抛砖引玉的工作，盼望能够有更多的人，从获取与惠益分享的角度进行深入的研究和探索。

而在有民族代表性的民族传统医药知识，即对于景颇族医药传统知识的研究，主要采用的是民族生态学的田野调查。在这个方法中，融合了传统生态学的野外工作和人类学的田野作业方法，一方面开展物种的识别，鉴定和分类；一方面进行传统知识持有人的深入访谈，同时还进行参与观察和半结构访谈。本研究认为，获取与惠益分享在现在的阶段，需要更多更翔实的案例和第一手野外调查，并且以逐案、逐步的方式进行分析研究，才有可能在累积了大量的数据与成果之后，进行有效的获取与惠益分享制度设计。

虽然本书认为需要有充实的案例调查和科学成果，才能在立法上进行获取与惠益分享的制度设计。但是本研究仍然没有止步于理论探索，而在国际上的获取与惠益分享蓝图基础上，提出了一种可能的路径图，从而将本书的研究成果和相关思考进深到理论层面，并且可供同道中人批评借鉴。这样的研究虽属管窥蠡测，想必有井蛙之见，贻笑大方之言，但恳请读者诸君海涵，并不吝赐教，斧正一二。

第2章

传统医药的概念与分类

国家发展医疗卫生事业，发展现代医药和我国传统医药，鼓励和支持农村集体经济组织、国家企业事业组织和街道组织举办各种医疗卫生设施，开展群众性的卫生活动，保护人民健康。

《中华人民共和国宪法》第21条

第1节　中国传统医药的概念

在中国现行的宪法中，传统医药和现代医药被赋予同等地位，并且在所有与医药相关的各级部门的官方文件中，反复强调传统医药和现代医药的同等地位。这一强调，反映出传统医药力争得到现代医药的等同待遇。因为事实上，传统医药相对于现代医药仍然处于弱势地位。而国家从法律上和实践上，都采取对于传统医药的扶持手段，例如，制定相关的中医药保护和促进的法律，对中医师的执业资格要求降低，由政府出面进行传统医药的宣传活动，在医疗保险等方面对于传统医药的偏向。

在中国，传统医药的这一概念是自从和西方接触才开始，并且一直以西方医药（宪法中所言现代医药）为他者（otherness），来界定其自身。虽然宪法中使用现代医药和传统医药两个概念，但是在大多数官方文本中，经常采用"西方医药"代替"现代医药"，以"中医药"代替"传统医药"，或者在缺省默认"西方医药"，再以附加条文对"传统医药"或"中医药"进行说明。

1．什么是中国的传统医药

中国的传统医药与传统的中医药（Traditional Chinese Medicine，TCM）是不同的概念。传统的中医药是以汉族传统文化为基础的医药体系，虽然中医药和少数民族的医药以及民间医药有频繁的交流，但是都将这些少数民族的医药经验经过中医药理论的重新解释，并融入了中医药的体系之内。

由于汉族人口在中国所占的比例（1949年之后所有的人口统计显示，汉族人口超过总人口的90%），以及汉族的文化在中国所占的主导地位，汉族的传统医药，即中医药，也成为中国传统医药的代表，甚至因此将其他民族的医药等传统医药从管理上，纳入到中医药的体系之中。

实际上，部分民族的传统医药因为具有独特的理论和实践体系，故此足以和汉族的中医药并列，都属于中国传统医药的一部分。而民族医药，目前得到正式认可的，也即可以取得民族医师资格证的，只有藏族医药、蒙古族医药、维吾尔族医药、傣族医药、朝鲜族医药和壮族医药。❶与此同时，在国家的卫生体系中，还将中西医结合作为中医药的一个分支体系进行管理。

中国传统医药除了中医药和民族医药这些得到法律认可的之外，还有那些没有医学理论体系，但是具有丰富多样的实践的民间医药。在本书中，进行这些医疗实践的人被称为"民间医生"，在各地这些人往往被称为"草医"。

1.1 中医学与中医药

根据维基百科的定义，中医学是一种起源于中国，以古代中国汉民族的医学实践为主体的传统医学，至今已有数千年的历史。按照中国全国科学技术名词审定委员会审定的名词，中医学是"以中医药理论与实践经验为主体，研究人类生命活动中健康与疾病转化规律及其预防、诊断、治疗、康复和保健的综合性科学"❷。

然而这个定义对于中国文化之外，没有得到中医药服务的人来说，显得抽象，所以这里以一个病人如何得到中医药的诊治过程，来描述普通中国人在使用中医药一词时，所关联的景象。

本研究所采用的基本研究视角，即不假设读者已经拥有专业的学养，可以高

---

❶ [EB/OL]. [2014−10−18]. http：//www.mzb.com.cn/html/Home/report/412824−1.htm.

❷ [EB/OL]. [2014−10−19]. http：//zh.wikipedia.org/zh−cn/%E4%B8%AD%E5%8C%BB%E5%AD%A6.

屋建瓴地坐而论道，而是以平民的朴实话语，平等地或者自下而上地探索一个领域，尝试一种微言大义的学术表达方式，来理解一个获取与惠益分享对象的传统知识体系。本书假定读者是一个来自完全陌生的文化背景之下的人，对于传统医药一无所知，充满好奇。实际上，这正是一个人类学家在进入到他的田野调查地点时的状态。也只有在这样的情况下，那些文化之内的人习以为常的现象，才能够被凸显出来，追问其意义和目的，从而可以相对完整地勾勒出传统医药的体系和格局，进而为保护与可持续利用所需要的获取与惠益分享奠定基础。

具体来说，当一个普通中国人，去看中医的时候，他指的中医药是在西方现代医药进入中国之前，中国人已经使用数千年的传统医药。他可能去医院的中医科，或者去中医诊所看病，或者去他所知道的行医人士那里求医问药。如果他认为他的疾病是很简单的，那么他的选择很可能是随意的，视便利而定。但如果他认为他的疾病是严重的，那么他的选择很可能是根据别人的推荐，或者在他能够达到的区域内最好的医院。实际上，更多的人为一些比较小或者症状不明显的疾病，例如感冒、咳嗽、头疼、慵懒等问题，来看传统医生。或者他们因为某些慢性症状，例如高血压、糖尿病等问题，来找传统医生。还有一种可能，就是他们已经是被现代医学认为是不治之症，他们以一种病急乱投医，或者死马当作活马医的态度，来传统医药这里试试运气。

看病前，根据不同的背景，病人可能需要挂号，也可能就是直接面对医生。挂号是一个来自西方的概念，一个分科的医院诊治体系也同样是西方的，但是现在已经成为传统医药体系的常态。但在那些没有正规营业执照的草医那里，一般是不需要挂号的。

在病人看病时，首先中医师对他进行观察，即中医四种诊法中的望诊，包括观察他的整体的神色、形态，局部的苗窍、斑疹、二便等。然后是四种诊法中的闻诊，就是听他的声音，闻他的气味。之后是问诊，了解寒热、出汗、疼痛、饮食、睡眠、大小便、月经等状况。最后的诊法是切诊，就是通过脉诊（医师用手指按在病人手腕外侧）和按诊（触摸可能的病灶）的方式，了解病人的情况。

通过诊断病症之后，中医师会给病人讲解一下这是什么病，现在往往包括这种病症在中医药体系中的表述和在西医药体系中的表述，也会解释病因和病势。中医师会给出治疗方案，这套方案往往包括大量的生活建议，比如改善饮食习惯，或者按摩（中医推拿）的方法，或者针灸等治疗方案。同时也会当场凭记忆写出由数种到数十种中草药按照某种比例的药方来，具体的种类和比例，往往主要是根据病人的身体特征，再依据已有的验方进行改变。所以基本上每个病人都是独特的配方。用一个比喻来说，医生好像一个高明的厨师，可以根据食客的爱好和口味，加工出独特的菜肴来。这种菜肴不是麦当劳一样的快餐，在全世界各地有一致的口味，而是不可复制的。

病人拿到药方之后，就要去药房抓药，药房将数十种药材按照比例和分类包装好。在中医药房，可以看到数以千计的中药材，被分门别类地放在一个个药橱里。这些中药材大多数是植物来源，还有一些来自动物和矿物，例如牛黄，别名丑宝，就是牛干燥的胆结石。病人回到家中，再用药锅煎药，结果反复煎熬之后，最后往往是得到一碗浓棕色，有独特中药香气的汤剂。而现在很多中药都已经成药化，所以可以买到批量生产的中成药。这些药物节省了抓药、熬药的时间，也在口感上更容易为现代人所接受。中医很少实施外科手术，即使骨折等，也由富有经验的骨伤外科中医师用手帮助骨骼复位，之后用外敷药和夹板固定。

"简、便、验、廉"目前是中医药生存和发展的立足点。相比西医的化验、验血、验尿、验便，以及X光、B超、CT等仪器检测方法，以及化学药物为主的治疗手段，大多数情况下，中医药更简、便、验、廉。也就是说，中医药更简单容易，不需要反复地进行化验等，还非常有效，同时比较而言，相对西医药更便宜。这对于中国大量低收入人群是非常重要的现实问题。

1.2 民族医药

中国的民族医药（Ethnic Medicine——Traditional Medicine of National Minorities of China）是中国的传统医药的一部分，但是由于中医药的庞大身影，遮蔽了其他的民族医药。在中国一些人口较多的民族都拥有自己的民族医药体系。

但并非由汉族之外的其他民族所使用的医药，就可以被视为民族医药。所有的民族都有自己的传统医药，但是这些传统医药大多数并没有医学理论，而只有治疗实践。

故此，民族医药是指那些具有不同于中医药理论体系的，由某个民族文化承载的，具有比较完整医药理论和长期实践的医药体系。而那些没有理论，只有医药实践的，即使是在某个民族文化之内，在本书中，仍被列入民间医药的范畴。

由于中国各民族文化多样性较高，发展水平差距较大，所处地理环境差异较大，所以民族医药也有很强的特异性。目前得到国家正式认可的六种民族医药是藏族医药、蒙古族医药、维吾尔族医药、傣族医药、朝鲜族医药和壮族医药。❶这些具有民族医药体系的各个民族具有一些共同特征。一是他们都是比较大的民族，人口超过百万。二是他们的文化历史悠久。三是都有自己的文字。四是除了壮族和朝鲜族之外，迄今这些民族都有较深的宗教信仰底蕴（壮族信仰道教比例较高，朝鲜族信仰基督教比例较高）。五是他们都分布在中国的边疆地区（见表2-1）。

表2-1　2013年民族医医院机构、床位数❷

	机构数（个）	编制床位（张）	实有床位（张）	其中：	
				特需服务床位（张）	负压病房床位（张）
总　计	217	19,918	19,176	279	84
蒙医医院	59	6,442	5,671	85	20
藏医医院	79	4,918	4,059	93	15
维医医院	41	5,825	6,813	86	27
傣医医院	1	300	174	0	0
其他民族医院	37	2,433	2,459	15	22

民族医药除了理论体系和中医药不同之外，其诊法也有很多差异，例如藏医对于尿的重视，是由医生用口品尝的方式，进行检验的。同时，在用药上，包括药物的加工，民族医药也和中医药有很大差别。例如藏药在一服成药中，包含近百种药材。同时由于部分藏族医生往往是寺庙中的僧侣，所以药物治疗和宗教信仰密不可分。

1.3 民间医药

无论是汉族，还是少数民族，当他们仅仅具有医疗实践，而没有医学体系的时候，本报告将其归类为民间医药（Folk Medicine）。

陈仁寿（2008）❸给出一个民间医药的定义：在某一地区或人群中长期用于预防和治疗疾病，有临床实践经验积累，但未形成系统的传统医药学理论，但具有独特疗效的草药、处方和医疗技术。民间医药都是属于经验类的医方与医技，目前一些权威性的医籍未有收载，但尚在民间流传，其中一些医方和医技为个人或团体所拥有，部分处方内容可能十分保密而不公开。概括地讲，民间医药是传统

---

❶ [EB/OL]. [2014-10-19]. http://www.mzb.com.cn/html/Home/report/412824-1.htm.

❷ [EB/OL]. [2014-10-20]. http://www.satcm.gov.cn/1999-2011/全国中医药统计摘编/atog/2013/A56.htm.

❸ 陈仁寿.民间医药的内涵实质及研究意义 [J]. 医学与哲学：人文社会医学版，2008（10）：67-68.

医学的重要组成部分，民间医药通过长期的临床实践和理论研究，可以成为中医药和民族医药。

在中国，民间医药是普遍存在的。其特点是，大多数生活在中国境内的人，都可以了解一些药用植物的使用。某些了解比较多而且深入，特别是拥有独特药方的人，可以悬壶济世，成为专科医生。

但是，这些民间医药是没有理论体系的，或者只是借用某种理论的只言片语，没有体系化。一个显著的特点是，具有完整理论体系的医生，才可能是全科医师，因为他可以在其理论体系中，解释各种疾病，并提出诊治方案。而民间医生只能对于某些特定的具体病症进行诊治，哪怕他也可以说出一些理论来。

民间医药的用药特点是单方多，鲜药多，时有巫术。只有不把巫术视为某种负面的非科学的迷信，而是正视其在诊疗中的有效实践，才可以更好地理解民间医药。很多研究人员分析认为巫术可能具备精神疗法和心理安慰作用，本书不希望用西方的现代学术角度解释这一现象，只是强调在民间医药实践中，存在巫术现实即可。巫术在某种意义上来说，属于《生物多样性公约》对传统知识定义"知识、创新和实践"中的实践类别，而在传统的民间医药体系内，巫术和医术是彼此支撑的。

2. 中国传统医药的特点

2.1 医疗历史悠久，地域广泛，数十亿人使用，影响多国

中国传统医药具有绵长的历史。传统医药的理论和实践，是早于文字或口传历史的。而依附于4000年延绵不绝的中华文明的中国传统医药，是世界上得到文字记录的最悠久的医药体系之一。由于中华文明的持续性和文字的高度一致，所以中国传统医药也具有保守性，在理论上以溯本正源为主，并不鼓励随意创新。

中医药的理论和实践被中医药古籍记载是从汉族的始祖，炎帝神农和黄帝开始的，他们是距今5000年左右的两个传说中的人物。中国人自称是"炎黄子孙"，对于惯于祖先崇拜的中国传统文化来说，这意味着他们具有无上的权威。炎帝神农和黄帝分别是最早的药师和最早的医师。因为神农的一个重要的工作就是作为药师，品尝各种食物和药物，以指导人民哪些可以吃，哪些不可吃，哪些可以治病。根据古老的传说，神农由于在品鉴药性时，救助不及，中毒而死。中国最早、也是最重要的中药经典《神农本草经》，即是托名于神农。而托名黄帝所写

的《黄帝内经》是中国传统医药最早、也是最主要的中医理论经典作品，其内容是黄帝与其臣子讨论医学理论和实践。

在随后的数千年里，中医药一直在发展和成长，虽然理论创新并不频繁发生，但是随着时间的增加，累积了越来越多的验方和经验，也纳入了越来越多的中草药。中医药是到了1900年之后，随着西医药的进入，才延缓了发展的步伐，不过并未停止发展。

在今天还有近15亿的人口使用中医药。中国人口超过13.6亿（2013），而中国之外，朝鲜的朝鲜医，韩国的韩医、越南的东医和日本的汉医等明显接受了中医药理论和实践影响，那么中医药的覆盖人口超过欧洲，北美洲、南美洲和大洋洲人口总和（这些地区人口之和小于15亿）。考虑到中国人口在历史上曾经占据更大的世界人口比例，所以中医药是世界历史上服务人口最多的医药体系之一。

中医药的影响范围也超越了中国的国境。虽然中国地域面积大，而大多数中草药往往只分布在狭小的范围之内，但是由于数千年中医的传承和传播，导致药材被广泛地运输和使用。很多药材在全国范围，乃至更广阔的范围内使用，例如新加坡等南洋国家和日本等东洋国家。例如，人参只分布于中国东北的林区，但是在全世界任何一个中药铺都可以购买和使用人参。实际上，中医药得到广泛使用的面积超过中国本土的面积。

中医药的影响对国内的各个民族医药也都有明显的影响。在国家承认的55个少数民族中，只有6个民族医药得到了法律的承认，大多数的民族是没有自身特有的医药体系的，他们虽然有自己的医生和药方，却没有系统的理论总结。目前没有自身特有医药体系的民族，在他们整理自身的医药经验时，大多数都是借鉴中医药的理论，对于自身的药方进行阐释。而现在这些民族医药也被国家列入中医药范畴进行管理，这些民族医师往往出现在各地的中医院中，民族医药的教学也列入中医学院中。

中医药对其他国家如日本、韩国和朝鲜、东南亚等国家和地区的传统医药产生了深远的影响。特别是韩国因为积极申请韩医药作为世界非物质文化遗产，导致中国相关部门的竞争性申请世界非物质文化遗产的一系列活动。目前，中国已经成功地将针灸申请为世界非物质文化遗产，"中医针灸"已列入"人类非物质文化遗产代表作名录"。而且，中国越来越注重传统医药的国际化发展，也正努力在全球范围内推广中医药的文化和实践。

2.2 独特的传承模式

由于在传统医药领域，无论是过去，还是现在，甚至在可见的将来，传承都是最重要的问题，所以需要在传统医药的特征中，将传承问题单列出来进行分析讨论。

目前中国在传统医药领域主要有两种传承模式，其一是师承派，其二是学院派。在中医药领域，由于国家力量对于医药的介入，包括医药教育和执业资格考核，进入医疗服务领域的途径等，目前在医学院和医院中，包括大部分的中医药诊所，都是由医学教育机构培养出来的学院派为主。在综合医院，中医院，中西医结合医院，民族医院，以及各类诊所，大部分都是得到学院教育的医师。而如果考察师承方式得到执业资格的法律规定，就会发现其获得执业资格的难度相当大，而对于接受师承方式进行医药学习的人来说，他们往往都不擅长通过这些现代教育模式下的考试。

而在民族医药领域，由于学院式教育的稀少，所以可以认为大多数民族医药的医师还是以师徒模式产生的。而民间医生往往是通过家传或者拜师学艺而习得，所以基本上都属于师承派。

而从历史上，以及中医药的特征上，师徒模式是更具有优势的。因为中医药的诊治更像一门艺术，而非技术。在辨证施治过程中，医师需要考虑的因素很多，同样的病，对于不同的病人，可能用不同的诊治，甚至同一个病人，在不同的处境下，也会用不同的诊治。所以，中医药的传承虽然有文字记载的书籍，但是这些往往仅仅是理论，以及具体的药性描述。至于如何施治，需要经年累月的经验累积。

在传统上，中医药的学习主要是言传身教、潜移默化。如果生长在中医药世家，从小就耳濡目染，逐步建立中医药的理论体系，并了解各种病症，以及各种中草药的药性。而在正式学徒过程中，跟着老师抄药方是一个基本功。抄药方就是老师在看病的过程中，学徒帮老师记录药方，因为每次开药方都具有新变化，学徒就是在这些变化中，去理解如何辨证施治。

由于传统医药的特性，通过学院教育方式，得到传统医药训练是比较标准化的。然而目前国家正规医疗体系只接纳这些学院派出来的医师，这对于传统医药来说，是不利的。从一个角度讲，这种学院式的教育模式毕竟培养了更多的中医药人才，为医疗体系提供了标准化的医师，减少了医疗事故，保障了基本的医疗水平。但是从另外一个角度说，对于师徒模式的医师来说，生存空间更小，从而不利于传统医药系统理论的深入发展和传承。

3．中国的中西医结合

3.1 中西医结合的历史

中西医结合不仅是医学问题，还是历史、政治和文化问题。在中国近代史上，西医药和中医药曾经有过水火不容的时期，即便在今天，还不时有废除中医药为代表的传统医药的提议。

最初西医是作为传教的重要方法和手段，从而最早进入中国的西方体系之一。从此，中国就开始了两种医药体系并存的局面。对于这两种无论从理论上还是方法上都截然不同的两种医药体系，有很多种不同的态度。

中国从清朝的封建帝制走出来之后（1911年），就有消灭中医药的提议。在1914年，当时的政府教育总长提出废除中医和中药，1925年开始拒绝中医进入医学教育体系。在1929年，民国政府召开了第一次中央卫生委员会议，通过了废止中医的议案，之后就采取了一系列手段对中医药进行消灭。在中国的中医药界对此进行了多次抗争，包括游行请愿等手段。可以说，在1949年，中国共产党执掌政权之前的国民党当政时期，是对中医药打击最大最多，西医药上升最快的时期。在此期间，很多在华教会大学和教会机构积极开展现代医药的教育，培养了不少现代医药的人才。但是在1949年之前，全国没有一所公立的中医学校，只有一些私立的中医学校。

然而即便如此，西医人数远远无法满足中国巨大的人口需要，例如，成立于1915年的中华医学会，在1947年有30多个分会，但只有3 000余名会员。考虑到当时中国的4亿人口，西医的人数是无法满足需要的。这些西医因为需要依靠仪器设备的诊断，所以只能分布在大城市里。而西药，例如青霉素的生产能力，也无法满足要求。

所以，中华人民共和国政府从一开始，就没有刻意扶持或者打击现代医药或者中医药，而是尽量利用双方的医疗服务，建设中国的医疗保障体系。然而西医药更符合政府的意识形态和操作模式，也更容易快速培养出可用的医师，而中医药培养人才时间慢，对人的要求高，不适合学院教育模式，特别是很多中医对于自己的医术秘而不传，故此很快就显出西医院和中医药的差异。西医药人才源源不绝地进入到中国的医疗体系，而中医药人才能够进入此体系的，也往往是通过学院教育的医师。

1950年，召开了第一届全国卫生工作会议，确定了"面向工农兵""预防为主"和"团结中西医"中国卫生的三大方针。1952年的第二届全国卫生工作会议上，加上第四方针"卫生工作与群众运动相结合"。

毛泽东在此过程中扮演了一个重要的角色。因为中国的卫生部在新中国成立时期是被西医垄断的，而毛泽东认为中医药对人类有巨大贡献，中医药是中国人口众多的保障，所以，毛泽东鼓励发展中医药。全国卫生工作会议，毛泽东指示"团结新老中西各部分医药卫生工作人员，组成巩固的统一战线，为开展伟大的人民卫生工作而奋斗"。在中国第一部药典中，是没有中药的。当时的卫生部长就提出，需要把中医药加入到药典中，所以在第二部药典中，第一卷就是中药，第二卷是西药。从此中国药典至今已有8版，一直保持这个格局。

在历史上，中国政府即组织过西医学习中医，1956年开始进行过西医脱产学习中医药的活动。中西医被盼望进行有机地结合。中西医结合被政府期待取长补短，能够提供廉价有效的医疗服务。甚至被认为是一种具有突破性发展模式，可能解决一些无论中医药还是西医药都没有攻克的医学难题。

中西医结合出现的理论背景是在中医药受到现代医药极大的压力下，除了全面否定中医药的西化派和因循守旧的保守派，部分人士开始思考如何融合两者的优势，并尝试走出第三条道路。

有两种重要的中西医结合的思考，一种是中西医汇通派，一种是中医科学化。

中西医汇通一般来说，即肯定中医药的成就和理论，也接受西医药的理论和技术。具体来说，可能包括用西医药理论来解释中医药，也认为中西医有可以互相理解和沟通的层面，或者认为中医药的发展可以吸收西医药的长处，并实现中西医化合。

而中医科学化的思潮在于将中医药进行科学处理，例如用科学方式整理中医药，或者认为中医药的经验可贵，而理论不够科学，所以要用科学的理论，重新解释中医药的经验。

1980年，卫生部制定了"中医、西医、中西医结合三支力量都要发展，长期并存"的方针。在1982年制定的现行宪法中规定了"发展现代医药和传统医药"的条文。1985年，成立了中医药管理局，从而能够更好地管理传统医药。

然而目前大多数中西医结合诊治，往往是能够使用某些中药的西医而已。具体来说，虽然也可能采用望闻问切的诊法，但是经常依靠血检和尿检等数据指标进行病因判断，并用西方医药体系对病人进行解释（因为病人也经常不明白中医药的解释），最后开出的药物既有中药，也有西药。而这种中医药使用思路，类似于民间医药，也即对症下药，而非辨证施治。

3.2 中西医结合现况

通过中医药管理局网站❶可以看到中西医结合的主要数据。这些数据显示了我国在中西医结合方面的长期努力，以及取得的丰硕成果。虽然对于中西医结合，在中医药界和西医药界仍然还存在激烈的讨论，但是这种中西医结合的探索，对于世界上的传统医药和现代医药的互动，是一种重要的贡献。可以说，中西医结合是世界上进行的最长期、最全面、最广泛的传统医药与现代医药融合性、互动性取长补短的努力，为其他国家和地区的相关工作奠定了基础。故此，世界卫生组织和联合国发展署对中西医结合一直保持高度关注。

然而，从现实上来看，中西医结合还有很长的路要走，很多具体而微的困难需要解决，人们对于中西医结合的认识也需要提高。本研究认为，目前对于中西医结合下任何的判断都为时过早，故此，仅将官方数据录入，以飨读者（见表2-2～表2-5）。

表2-2　2013年各地区中西医结合医院机构、床位数（一）❷

	机构数（个）	编制床位（张）	实有床位（张）	其中：	
				特需服务床位（张）	负压病房床位（张）
全国总计	**358**	**54,645**	**58,774**	**527**	**80**
北 京 市	15	4,987	4,868	30	18
天 津 市	6	1,840	1,700	0	0
河 北 省	34	3,885	5,077	0	0
山 西 省	14	1,523	1,605	10	0
内蒙古自治区	11	1,160	1,270	6	2
辽 宁 省	6	808	790	2	0
吉 林 省	8	1,577	1,706	0	0
黑 龙 江 省	8	476	479	0	0
上 海 市	8	3,222	3,319	116	1
江 苏 省	20	3,828	4,275	14	46
浙 江 省	21	4,115	3,243	216	6
安 徽 省	14	1,245	1,456	12	0
福 建 省	7	2,175	2,563	39	0
江 西 省	7	949	918	0	0
山 东 省	15	1,875	2,771	0	0

❶ [EB/OL]. [2014-10-20]. SATCM Website http：//www.satcm.gov.cn/1999-2011/全国中医药统计摘编/main. htm.

❷ [EB/OL]. [2014-10-20]. http：//www.satcm.gov.cn/1999-2011/全国中医药统计摘编/atog/2013/A81.htm.

表2-3　2013年各地区中西医结合医院机构、床位数（二）

	机构数（个）	编制床位（张）	实有床位（张）	其中：	
				特需服务床位（张）	负压病房床位（张）
河　南　省	15	1,182	1,385	10	0
湖　北　省	13	2,830	2,632	0	0
湖　南　省	16	1,301	1,373	1	0
广　东　省	11	2,463	1,972	4	1
广西壮族自治区	10	2,806	2,860	23	0
海　南　省	5	380	360	0	0
重　庆　市	8	940	1,038	2	0
四　川　省	20	3,981	5,412	29	0
贵　州　省	13	911	1,236	0	0
云　南　省	32	1,720	1,800	1	0
西藏自治区	0	0	0	0	0
陕　西　省	6	996	953	10	6
甘　肃　省	7	890	973	2	0
青　海　省	1	30	30	0	0
宁夏回族自治区	3	120	168	0	0
新疆维吾尔自治区	4	430	542	0	0

表2-4　2013年各地区中西医结合医院人员数（一）●　　　　　　单位：人

	在岗职工数	其中：			
		卫生技术人员	其他技术人员	管理人员	工勤技能人员
全国总计	**70,886**	**58,465**	**3,025**	**3,765**	**5,631**
北　京　市	4,816	3,858	207	218	533
天　津　市	2,790	2,054	215	262	259
河　北　省	5,641	4,745	254	226	416
山　西　省	1,998	1,688	70	117	123
内蒙古自治区	1,023	847	32	74	70
辽　宁　省	691	570	19	36	66
吉　林　省	1,937	1,516	102	148	171
黑龙江省	401	344	15	21	21
上　海　市	5,079	4,300	220	270	289
江　苏　省	6,357	5,326	251	265	515
浙　江　省	4,062	3,464	179	192	227
安　徽　省	1,457	1,227	113	60	57
福　建　省	2,824	2,451	113	72	188
江　西　省	1,410	1,210	53	36	111
山　东　省	2,970	2,501	150	125	194

● [EB/OL]. [2014-10-21]. http：//www.satcm.gov.cn/1999-2011/全国中医药统计摘编/atog/2013/A82.htm.

表2-5 2013年各地区中西医结合医院人员数（二）
单位：人

	在岗职工数	其中：			
		卫生技术人员	其他技术人员	管理人员	工勤技能人员
河 南 省	1,327	1,095	73	61	98
湖 北 省	3,299	2,819	40	295	145
湖 南 省	1,358	1,115	89	71	83
广 东 省	3,447	2,750	145	126	426
广西壮族自治区	4,819	3,787	99	304	629
海 南 省	593	454	45	39	55
重 庆 市	1,260	940	130	85	105
四 川 省	5,835	4,920	184	283	448
贵 州 省	928	787	28	62	51
云 南 省	1,884	1,461	159	120	144
西藏自治区	0	0	0	0	0
陕 西 省	1,255	1,080	11	115	49
甘 肃 省	634	552	19	26	37
青 海 省	33	30	1	1	1
宁夏回族自治区	178	136	7	9	26
新疆维吾尔自治区	580	438	2	46	94

第2节 中国传统医药的结构

由于在中国的传统医药中，中医药占有绝对优势，所以本节以中医药为代表来说明传统医药格局。在民族医药和民间医药的介绍中，仅强调其与中医药的差异，而相似性就略而不谈。

1. 以病人为核心的传统医药格局图景（图2-1）

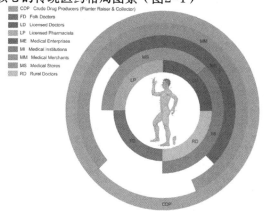

图2-1 中国传统医药的格局

　　了解中医药可以有很多角度和途径，即可以从政府的管理角度，也可以从药材的流通途径，或者医疗人员的培养过程，或者从一个病人为中心的视角。不同的角度会给出不同的图景，本报告采用以病人为核心的图景，来描述中医药的格局。

　　一个病患者，当他意识到自己得病之后，他有几种得到中医药医疗服务的渠道。首先是最普遍的是中医药的医疗机构，例如医院或者乡村卫生所，找到执业医师或者乡村医生看病。其次是中药房坐诊的医生或者药师。再次是从民间的中医（这不同于民间医生）。如果他在乡村或者其他偏远地区，他所看的医生可能自己采集药物，或者在农贸市场上从药品商贩手中购买所需要的一些药物。

　　执业医师和乡村医生都有相应的执业许可，药师也有国家规定的执业许可证。他们都需要在相应的机构工作，例如执业医师和乡村医生在具有医疗执业许可证的各级医疗机构工作，而药师需要在具有药品经营许可的机构服务。

　　如果病患者去医疗机构，例如某地的中医院或者综合医院的中医门诊看了中医，将从中医那里得到一些医疗建议，和一个处方。处方中即可能是中成药，也可能是数十味中草药，他可以在医院或诊所附带的药房抓药，这是最普遍的，也是这些医疗机构收入的主要来源。但他也可以选择到其他药店抓药。一般来说，这些附属药店因为要供给医生和医院的开支，所以价格比普通药店贵一些。

　　在中国的中药店，经常会有一些坐堂的医生，这些医生可以为病人看病，并开药。在历史上，这种中药店是最普遍的医疗机构。现在这样的中医也必须具有执业医师许可，才能在药店行医。在药店里药师的重要性相对比较突出。

　　民间中医与民间医生的不同在于民间医生没有医学理论体系，而中医具有理论体系。这些民间的中医可能从自己的祖传得到中医的理论体系，他们也可能参与到医疗过程中。

　　在传统上，中医师往往也对药物有深刻的认知，所以可以亲自抓药。但是中药师未必对于中医有很深刻的理解，所以药师主要是照方抓药。现在医师和药师越来越分离，中医师对于药方很熟悉，但是对于药材可能不那么熟悉。

　　按照国家的规定和希望，无论是中成药还是中药材饮片，都应该由具有资质的中药企业提供，这样可以控制药材质量。但是目前来说，只有中成药可以得到食品药物监督管理局对于其生产企业进行有效监控，而中药材原材料和饮片的管理和流通与交易相对难以管理。

　　药店和医院等医疗机构的药材有两个主要来源，中药企业和药材商人。中成药来自各种中药企业，他们将中草药加工成为中成药，这些中成药都通过国家质量标准体系，从而进入到药店和医疗机构。而中药材原材料和饮片来源比较复杂，因为理论上，这些都应该由中药企业直接供给，而中药企业应该通过对其生产地进行系统的监控，得到药材的品质保障。但是现在大多数中药企业也是从一些药材集散市场的药商手里购买药材，再转手倒卖给药店和医疗机构。所以，很多医疗机构和药店为了降低成本，也会直接从药材市场的药商手中购买中药饮片；不过为了降低风险，对于具有毒性的药材，他们主要是从中药企业购买，以规避出现事故时承担过大责任。

所以，药商在这个领域，扮演了一个很重要，但是很隐蔽的作用。药商可能直接给药房和药店供药，也可能通过中药企业，间接给这些医疗服务机构供药。药商也经常对药材进行一定程度的加工。大多数的医生和病人是不会直接面对药商的，只有药店和药企的采购部门才和他们有直接接触。另外和他们接触的，就是在药材流通链条上最上游的，即药材的生产者和采集者。

由于中药材大多数是植物药，小部分是动物药，还有一小部分是矿物药，所以这些天然来源的药物需要种植或饲养或开采。中国有大量的相关种植、饲养和开采人员。另外，目前一些药物也有人工化学合成，比如人工牛黄等，这些人工合成的药材部分来自药企。

在整个过程中，卫生部管理的，更多是中下游的医疗机构和医师；而药师、药材和中成药审批监控，是由国家药品食品监督管理局负责。

2．执业人员

在中国的传统医药领域，能够具有国家认可的执业资格，有医师和药师两个类别。乡村医生是一种特别情况（sui generis）。

2.1 执业医师

从医师的角度，有执业医师和执业助理医师两个级别。成为传统医药的执业（助理）医师主要有两种途径，一种是具有国家承认学历的高中等中医药院校毕业生，通过中医医师资格考试；一种是国家认可的以师承方式学习的人员，他们也需要通过中医医师资格考试。至于台港澳居民和符合条件的外籍人员，基本上是按照国家承认学历的方式进行的。

在1999年5月1日起施行的《中华人民共和国执业医师法》中，第4条规定国务院卫生行政部门主管全国的医师工作。县级以上地方人民政府卫生行政部门负责管理本行政区域内的医师工作。第8条规定国家实行医师资格考试制度。医师资格考试分为执业医师资格考试和执业助理医师资格考试。参加执业医生资格考试要求具有高等学校医学专业本科以上学历，在医疗、预防、保健机构中试用期满一年的；或者专科学历的执业助理医师在医疗、预防、保健机构中工作满二年的；或者中等专业学校医学专业学历的执业助理医师，在医疗、预防、保健机构中工作满五年的。参加执业助理医师资格考试需要具有高等学校医学专科学历或者中等专业学校医学专业学历，在执业医师指导下，在医疗、预防、保健机构中试用期满一年的。

实际上，传统医药传承除了通过学校教育模式，更传统的方式是师承方式。在执业医师法中，也规定了相关内容。在第11条中提及以师承方式学习传统医学满三年或者经多年实践医术确有专长的，经县级以上人民政府卫生行政部门确定的传统医学专业组织或者医疗、预防、保健机构考核合格并推荐，可以参加执业医师资格或者执业助理医师资格考试。考试的内容和办法由国务院卫生行政部门另行制定。

2.2 执业药师

中国的执业药师是指经全国统一考试合格，取得《执业药师资格证书》并经注册登记，在药品生产、经营、使用单位中执业的药学技术人员。

在1994年3月，人事部、原国家医药管理局颁布了《执业药师资格制度暂行规定》；1995年7月，人事部、国家中医药管理局颁布了《执业中药师资格制度暂行规定》，从此中国开始实施执业药师资格制度。1999年4月，人事部、国家药品监督管理局下发了《人事部、国家药品监督管理局关于修订印发〈执业药师资格制度暂行规定〉和〈执业药师资格考试实施办法〉的通知》（人发〔1999〕34号），对原有考试管理办法进行了修订，明确执业药师、中药师统称为执业药师，执业药师资格考试实行全国统一大纲、统一考试、统一注册、统一管理、分类执业。考试工作由人事部、国家食品药品监督管理局共同负责，日常工作委托国家食品药品监督管理局执业药师资格认证中心承担，考务工作由人事部人事考试中心负责。

中药执业人员也需要通过国家的执业药师资格考试。凡是参加考试的，需要满足下列条件之一。

（一）取得药学、中药学或相关专业中专学历、从事药学或中药学专业工作满七年。

（二）取得药学、中药学或相关专业大专学历、从事药学或中药学专业工作满五年。

（三）取得药学、中药学或相关专业大学本科学历、从事药学或中药学专业工作满三年。

（四）取得药学、中药学或相关专业第二学士学历、研究生班毕业或取得硕士学位，从事药学或中药学专业工作满一年。

（五）取得药学、中药学或相关专业博士学历。

国家执业药师资格考试科目分为：

中药学类：药事管理与法规（药学类、中药学类共考科目）

中药学专业知识（一）（含中药学部分和中药药剂学部分）

中药学专业知识（二）（含中药鉴定学部分和中药化学部分）

中药学综合知识与技能

2.3 半正规部门服务的半正规医师

我们可以认为乡村医生是在半正规部门服务的半正规医师。

在《中华人民共和国执业医师法》中特别值得注意的是第45条，涉及中国乡村大量的乡村医生情况。在乡村医疗卫生机构中向村民提供预防、保健和一般医疗服务的乡村医生，符合该法有关规定的，可以依法取得执业医师资格或者执业助理医师资格；不具备该法规定的执业医师资格或者执业助理医师资格的乡村医生，由国务院另行制定管理办法。

由国务院公布，并从2004年1月1日开始施行的《乡村医生从业管理条例》，适用于尚未取得执业医师资格或者执业助理医师资格，经注册在村医疗卫生机构从事预防、保健和一般医疗服务的乡村医生。而在村医疗卫生机构中的执业医师或者执业助理医师，依照执业医师法的规定管理，不适用本条例。在条例中提及国家鼓励乡村医生学习中医药基本知识，运用中医药技能防治疾病。在第12条规定，条例公布之日起进入村医疗卫生机构从事预防、保健和医疗服务的人员，应当具备执业医师资格或者执业助理医师资格。不具备前款规定条件的地区，根据实际需要，可以允许具有中等医学专业学历的人员，或者经培训达到中等医学专业水平的其他人员申请执业注册，进入村医疗卫生机构执业。具体办法由省、自治区、直辖市人民政府制定。

2.4 非正规部门的民间中医

如果一个医疗实践者，具有比较完整的中医药理论，但是没有执业医师资格，也没有完成乡村医生注册，当然就不会在具有《医疗机构执业许可证》的医疗机构工作。他进行的医疗工作，因为具有完整的中医药理论，所以还属于中医药的范畴，却不是民间医生的范畴，这类人属于民间中医。

在中国民间历来不乏进行中医药实践者。他们使用传统中医药理论，虽然他们没有开业，却进行实践，甚至帮别人开方抓药。因为大多数中药是可以到药店配方的。这些人很多是具备属于师徒传授的医药知识的，但是无法通过国家的医师资格考试，所以只能以一种非法状态行医（见表2-6、表2-7）。

表2-6　2013年全国卫生机构、中医机构的机构、人员情况 ❶

	机构数（个）	职工总数（个）	其中：				
			卫生技术人员（人）	内			
				中医执业医师（人）	中医执业助理医师（人）	中药师（人）	见习中医师（人）
全国卫生机构	973,546	9,780,483	7,200,578	328,998	52,684	110,243	13,992
其中：中医机构	41,906	894,690	757,712	144,771	10,686	38,158	6,828
中医机构/全国卫生机构（%）	4.30	9.15	10.52	44.00	20.28	34.61	48.80
卫生部门卫生机构	142,690	6,419,183	5,220,584	216,746	35,423	82,803	10,731
其中：中医机构	2,568	734,128	618,352	102,083	5,827	28,522	5,887
中医机构/卫生部门卫生机构（%）	1.80	11.44	11.84	47.10	16.45	34.45	54.86

注：上表中，全国中医药人员总数为505 917人，占全国卫生技术人员总数的7.03%；全国中医机构中医药人员总数为200 443人，占全国中医药人员总数的39.62%。

---

❶ [EB/OL]. [2014-10-20]. http://www.satcm.gov.cn/1999-2011/全国中医药统计摘编/atog/2013/A01.htm.

表2-7　全国中医、中药人员历年基本情况 ●

单位：人

	2007年	2008年	2009年	2010年	2011年	2012年	2013年
全国卫生技术人员数	4,787,610	5,030,038	5,396,941	5,866,158	6,192,858	6,668,549	7,200,578
其中：中医执业（助理）医师数	241,933	253,233	272,579	294,104	309,272	356,779	381,682
见习中医师	9,351	10,790	11,958	13,168	10,941	12,473	13,992
中药师（士）	82,494	88,673	93,178	97,100	100,116	107,630	110,243

3．公立部门与私立部门

在中国的医和药的领域公立部门和私立部门的情况不同。简单来说，在医疗领域，公立部门占据绝对优势，而私立部门苦苦挣扎。而在药物领域，公立部门和私立部门各有千秋。

3.1 医疗领域的公私关系

在医疗领域公立部门占有绝对优势具有几方面原因。第一，历史上曾经杜绝私立部门，私立部门刚刚恢复；第二，公立部门享有各项政策支持，而私立部门在政府层面举步维艰；第三，公立部门在名义上是非营利性的，由国家的财政补贴，而私立部门盈利压力巨大；第四，公立部门往往属于医疗保险的覆盖范围；第五，公立部门具有常年的信誉，而私立部门信誉还没有建立。

在1949年之后，通过公私合营等方式，将当时所有的医院国有化，也将当时所有的中医纳入到了国营的医疗体系之中。所以，在1980年之前，基本上没有明面上私营的医疗机构。随着经济体制的改革，出现了不少的私人诊所，他们往往都是一些退休的中医或者具有家传医术的医师。但是，那种综合性的医院，因为从管理和设备，以及投资和病患的信任上，都难于实现私营。

但是，进入21世纪之后，由于医疗领域的利润高，引发了不少对大型私立综合医药的投资和发展热潮。因为国家当时也给了相关的税收优惠政策，大型的私立综合医药在各级城市开始出现，各种小型传统医药诊所也越来越多。

然而由于政策上这些医院也必须接受各地卫生部门的管理。在政策和管理上，

● [EB/OL]. [2014-10-20]. http：//www.satcm.gov.cn/1999-2011/全国中医药统计摘编/atog/2013/A07.htm.

政府明显倾向于公立医疗部门，而对私立部门保持距离。而且，国家明确提出，公立医疗部门属于非营利部门，所以有国家的各种经济补贴。而私立部门没有补贴的同时，还需要通过盈利回收投资。同时，由于医保定点医院一般不包括私立医院，这就将私立医院排除在很大的人群范围之外。同时，对于数十年习惯于国营医院的中国人来说，到私立医院看病，是有些不习惯。这对于病患者的脆弱心态来说，造成了很大的疑惑。另外，由于私立医院病患少，投资目标在于营利，所以往往在同样的病患情况下，治疗的费用更高。这样就陷入了一种恶性循环。

总体来说，在中国传统医药领域，目前私立医疗服务还是很弱小，在现有格局之下，发展缓慢。只有一些名医开的诊所，求诊者络绎不绝，具有发展潜力。

3.2 药物领域的公私关系

虽然中国目前的私立医疗机构还比较弱小，但是私营的药店却蓬勃发展。其中很大一个原因是医疗体系的市场化改革比较慢，所以出现了依靠挂号和诊治费无法自负盈亏的现象，所有的医院都从药品上争取利润，所以在医院附属的药房，药价比较高。但是由于私营药店没有供养医生的经济负担，所以成本低，药价也低，给出了一个大的发展空间。于是在各个城市出现了越来越多的药店。这些药店有很大比例是私营的，也有些是国营为主的股份制药店连锁机构。

同时，很多私营的药企通过国家发展民族药的契机，利用公立机构反应迟钝的时机，迅速发展成为知名大型民族药企业。而一些中药企业也在私营模式下，有较好的发展。

中国有数以百计的中药企业，其中有些是巨头，这些巨头在中国的股票市场上，构成了一个中药的板块，也是效益比较好的板块之一。随着这些中医企业的经济能力增长，它们对于药物的控制，药方的控制也越来越深入。医药公司逐步成为市场的主导者。他们可以自主定价，拥有一些药方，也有多年的信誉。它们本来作为中游的加工企业，这些医药集团正逐步控制下游的销售和上游的生产。对此进行深入分析需要更多的篇幅，在此略过不提。

实际上，在药物领域中最重要的药商环节，目前基本上都是私人商业行为。还没有垄断性大公司的出现，更多的是以家族为单位的小型私人企业。他们把握着从药材生产和采集者收购的绝对优势，也通过在药材市场上的竞争，提供给药企或者医疗机构中药饮片。他们活跃在药材的最上游，和各地的药材生产者和采集者接触，收购具有市场价值的产品。一般来说，各地最有价值的药材种类有限，药材商人对此如数家珍。

　　然后，这些药材商人活跃在药材市场中。由于悠久的中医药历史，在中国形成了巨大的医药产业链，从事药材的采集，种植，收购，运输和销售。在中国有17个国家认可的大型药材交易市场，那些没有经过国家认证的就不计其数。甚至大多数的中国农村集贸市场，都有常见药材的销售，这些药材不仅用于治疗，也可以用于防治疾病或者食材。一些地方药市，例如在广西靖西的端午节的药市，作为当地的一个特色，已经延续数百年了（见表2-8、表2-9）。

　　中国具备规模较大的中药材市场，以下是经国家批准保留的17家中药材专业市场。其中前4位为中国四大药都。

1. 安徽亳州中药材市场；

2. 河北安国中药材市场；

3. 河南禹州中药材市场；

4. 江西樟树中药材市场；

5. 重庆解放路中药材市场；

6. 山东鄄城县舜王城药材市场；

7. 广州清平中药材市场；

8. 甘肃陇西中药材市场；

9. 广西玉林中药材市场；

10. 湖北省蕲州中药材专业市场；

11. 湖南岳阳花板桥中药材市场；

12. 湖南省邵东县药材专业市场；

13. 广东省普宁中药材专业市场；

14. 昆明菊花园中药材专业市场；

15. 成都市荷花池药材专业市场；

16. 西安万寿路中药材专业市场；

17. 兰州市黄河中药材专业市场。

表2-8 2013年全国中医类医院机构、床位数 ❶

	机构数（个）	编制床位（张）	实有床位（张）	其 中：	
				特需服务床位（张）	负压病房床位（张）
总 计	**3,590**	**691,188**	**686,793**	**5,001**	**1,474**
中医医院	3,015	616,625	608,843	4,195	1,310
中西医结合医院	358	54,645	58,774	527	80
民族医院	217	19,918	19,176	279	84

表2-9 2013年全国中医类医院人员数 ❷

单位：人

	在岗职工数	其 中：			
		卫生技术人员	其他技术人员	管理人员	工勤技能人员
总 计	**801,408**	**671,376**	**32,923**	**35,472**	**61,637**
中医医院	713,816	599,114	28,980	31,003	54,719
中西医结合医院	70,886	58,465	3,025	3,765	5,631
民族医院	16,706	13,797	918	704	1,287

4．民族医药

在中国的民族医药体系中，理论比较完整和独特的，主要是藏医、蒙医、维吾尔医和傣医。所以这几个民族医药成为中国民族医药的代表。除此之外，朝鲜医、壮医、苗医、瑶医、回医、彝医、土家医、布依医、侗医、哈萨克医、羌医等，都开设了民族医医院。

由于大多数民族医药都没有进入到正规的教育体系，所以在这些医院服务的医师大多数都是通过传统的途径，拜师学医。他们往往凭借自己的文化水平，难以通过国家的执业医生资格考试，但是一方面由于国家对于这些民族地区的扶持和倾斜，另一方面民族地区有稍微多一些的自治和随意性，所以他们进入到具有正规医疗许可范围之内（见表2-10～表2-15）。

---

❶ [EB/OL]. [2014-10-20]. http：//www.satcm.gov.cn/1999-2011/全国中医药统计摘编/atog/2013/A26.htm.
❷ [EB/OL]. [2014-10-20].http：//www.satcm.gov.cn/1999-2011/全国中医药统计摘编/atog/2013/A27.htm.

表2-10　2013年民族医医院机构、床位数 ❶

	机构数（个）	编制床位（张）	实有床位（张）	其　中：	
				特需服务床位（张）	负压病房床位（张）
总　计	217	19,918	19,176	279	84
蒙医医院	59	6,442	5,671	85	20
藏医医院	79	4,918	4,059	93	15
维医医院	41	5,825	6,813	86	27
傣医医院	1	300	174	0	0
其他民族医院	37	2,433	2,459	15	22

表2-11　2013年民族医医院人员数 ❷

单位：人

	在岗职工数	其　中：			
		卫生技术人员	其他技术人员	管理人员	工勤技能人员
总　计	16,706	13,797	918	704	1,287
蒙医医院	5,193	4,468	228	216	281
藏医医院	4,118	3,226	231	227	434
维医医院	5,004	4,102	347	124	431
傣医医院	161	138	8	4	11
其他民族医院	2,230	1,863	104	133	130

表2-12　2013年各地区民族医医院机构、床位数（一）❸

	机构数（个）	编制床位（张）	实有床位（张）	其　中：	
				特需服务床位（张）	负压病房床位（张）
全国总计	217	19,918	19,176	279	84
北　京　市	3	200	121	0	0
内蒙古自治区	48	5,450	4,689	65	20
辽　宁　省	1	300	300	16	0
吉　林　省	2	140	82	0	2
黑 龙 江 省	6	377	357	10	20
福　建　省	2	100	100	0	0
山　东　省	3	184	199	0	0
湖　北　省	3	440	443	0	0
湖　南　省	3	80	73	0	0

❶ [EB/OL]. [2014-10-20]. http：//www.satcm.gov.cn/1999-2011/全国中医药统计摘编/atog/2013/A56.htm.
❷ [EB/OL]. [2014-10-20]. http：//www.satcm.gov.cn/1999-2011/全国中医药统计摘编/atog/2013/A57.htm.
❸ [EB/OL]. [2014-10-20]. http：//www.satcm.gov.cn/1999-2011/全国中医药统计摘编/atog/2013/A86.htm.

表2-13 2013年各地区民族医医院机构、床位数（二）

	机构数（个）	编制床位（张）	实有床位（张）	其中：	
				特需服务床位（张）	负压病房床位（张）
广西壮族自治区	4	232	321	0	0
四川省	23	1,321	576	2	0
贵州省	7	570	557	0	0
云南省	3	360	277	0	0
西藏自治区	19	1,017	1,109	5	9
陕西省	0	0	0	0	0
甘肃省	12	700	716	12	0
青海省	29	2,135	1,877	78	6
宁夏回族自治区	3	115	126	5	0
新疆维吾尔自治区	46	6,197	7,253	86	27

表2-14 2013年各地区民族医医院人员数（一） ❶ 单位：人

	在岗职工数	其中：			
		卫生技术人员	其他技术人员	管理人员	工勤技能人员
全国总计	16,706	13,797	918	704	1,287
北京市	435	236	79	34	86
内蒙古自治区	4,485	3,902	199	152	232
辽宁省	156	113	0	39	4
吉林省	155	137	0	16	2
黑龙江省	260	195	19	20	26
福建省	81	75	2	2	2
山东省	123	95	3	23	2
湖北省	469	410	23	14	22
湖南省	59	39	11	4	5

❶ [EB/OL]. [2014-10-20]. http：//www.satcm.gov.cn/1999-2011/全国中医药统计摘编/atog/2013/A87.htm.

表2-15　2013年各地区民族医医院人员数（二）　　　　　　　　　单位：人

	在岗职工数	其中:			
		卫生技术人员	其他技术人员	管理人员	工勤技能人员
广西壮族自治区	490	413	23	20	34
四川省	624	518	11	46	49
贵州省	356	294	20	19	23
云南省	268	225	11	7	25
西藏自治区	1,300	1,037	27	77	159
陕西省	0	0	0	0	0
甘肃省	625	548	18	32	27
青海省	1,408	1,122	107	55	124
宁夏回族自治区	56	48	2	3	3
新疆维吾尔自治区	5,356	4,390	363	141	462

在前文已经分析出，大多数的民族医药体系都和深厚的民族文化底蕴相关，具有这些民族医药的民族，很多有自己的宗教信仰。大多数的藏族和蒙古族都信仰藏传佛教，所以在藏族、蒙古族医药实践中，寺庙起到重要的传承和发展的作用，而藏传佛教中的活佛也是必须得到考虑的对象，例如在云南德钦的名老中医，其实是藏医，而且有一位是当地的活佛。而傣族也是信仰南传佛教的民族，他们的医药理论和佛教理论密切相关，由于在传统上，傣族的男性都要出家做和尚一段时间，所以他们可以在出家期间传承医药理论和学习医疗实践。

这些民族医药在寺庙中的服务和传承与中医药有较明显的不同。因为这些医疗实践往往和宗教信仰融合，其传承不局限于家庭内部，所以可以更方便传承。

而来这些寺庙求医问药者，也是当地具有宗教信仰的普通民众，他们在寺庙得到的，不仅是医疗服务，还包括信仰上的服务。从收费的角度，往往不是由药品价格决定治疗费用，也不是由出诊的寺庙僧侣定价，而是由病患按照他们力所能及的情况，给寺庙经济上的奉献。病患给的价钱，往往也是约定俗成的价钱。

唐代开始，伊斯兰商贾多兼擅医术，他们带来了阿拉伯医药。伊斯兰医药文化与中国医药文化交融的结果，产生了杰出的医药著作《回回药方》。受《古兰经》的圣谕，伊斯兰的民俗、教规中有许多是关于卫生的，如斋戒、大净、小净、饮食习惯等❶。

---

❶ 邱国珍.宗教与中国医药民俗 [J].温州师范学院学报：哲学社会科学版，2002（4）：16-21.

实际上，傣族的南传佛教，或者藏族、蒙古族所信仰的藏传佛教，还俗都是普通的事情。特别是南传佛教，由于所有的男性都要出家一段时间，所以，都有机会学习到医药知识。如果他们还俗之后，还继续行医，那么他们就成为民族医药中的草医，也就是具有民族医药理论的医药实践者。

另外的民族医药草医还包括通过师承方式学习的民族医生。他们因为没有通过国家的执业医师资格考试，所以无法进入正规的医疗机构服务，只能在自己的社区，为那些慕名而来的求医问药者提供医疗服务。

而且很多民族药用的药材不在中药材的目录中，所以也无法在药店购买中草药，进行配置。另外用到药材可能是鲜药，就需要现用现找。民族药很多都是就近取材。一般来说，去看民族医生的时候，他们开的药方，都是用他们现有的药材，或者成药，或者可以很快找到的药材。

民族药的研发比较分散。最主要的，是一些中医药体系内，进行民族药研究的单位。其次是在进行民族药应用的宗教场所，例如寺庙。还有就是开发民族药的药业集团，他们也进行一些研发活动，但主要是将已经确定疗效的药方形成产品推入市场。对于民族药的药理分析和相关研发活动，也在一些科研机构中进行，例如中央民族大学的生命与环境科学学院，中国少数民族传统医学研究院民族药物物质基础研究所、民族药物药理毒理研究所等，均有很多相关的研究。

5. 民间医药（Folk medicine）

5.1 草医

在中国，无论是汉族地区，还是少数民族地区，都有着大量的没有理论指导下的医疗实践活动。这些医疗活动以植物为主，经常采用单方，用药量大，缺乏理论，往往没有君臣佐使的配搭。这些医疗活动可能基于一些口口相传的药方，或者家传的药方，或者从某部书籍中发现的药方。

这些药方被当地的一些民间医生所拥有，他们往往是远近闻名的乡土医生，可能在当地已经世代为医，大家都了解其家族善于治疗某些特定的疾病。例如，很多偏僻的山区，由于交通不便，往往受了外伤无法有效及时地送到城市得到医疗服务，于是很多骨外伤专科的民间医生具有了广阔的市场。

这些医生也是政府多次组织的献药方活动的积极参与者。还是很多医药公司收集药方的对象。对于他们的传统医药知识的保护迫在眉睫。

5.2 江湖医生

无可否认，在传统医药领域，存在一类没有医术也没有医德的江湖骗子，他们总是能够在病急乱投医的环境中，找到自己的生存空间。

在传统医药领域，最传统的江湖医生，正如中文江湖医生所表现的，是那类居无定所、游街串巷的游方医生。不能说凡是这种行医方式的人都是江湖骗子，但是由于他们流动性大，所以难以追究医疗责任，成为江湖骗子喜欢的行医方式，那些江湖骗子往往号称擅长某类疾病。最常见的，是跌打损伤等外科。当然，也有很多医生，大言不惭地宣称，他们可以包治百病。

随着市场管理的严格，以及人们普遍增加的对这些练摊者的不信任，这些江湖医生已经很难谋生。于是新的江湖骗术就出现了，而且影响更广，性质更恶劣。

借助人们对于健康的追求，以及对于天然产品的回归，很多没有医疗资质的人，利用书籍、网站和视频等传媒平台，大言不惭地宣称各种产品、技术或者思维。如果看各个地方的书籍排行榜，会发现这类医疗健康类书籍，往往榜上有名，但是这些健康类书籍在专业人士看来，弊大于利。因为经常夸张地宣称作者的想法，而不能代表传统医药的精髓。例如一本销量比较大的健康类书籍，《生病不求医》，从书名上看，就犯了一个严重的医学错误，而迎合了讳疾忌医的心理。而其中的道理讲得似是而非，并不符合其所标榜的传统医药理论体系。

6. 正规部门与非正规部门

6.1 正规传统医药部门

正规传统医药部门在中国处境下的狭义定义是：具有国家颁发的《医疗机构执业许可证》的医疗机构。广义范围可以包括具有《医疗机构执业许可证》的医疗机构，中医学院等教育机构，各类传统医药研究机构，具有法定资质的药物生产加工机构，药品经营许可的药物销售机构，以及卫生部及下辖的中医药管理局和国家食品药物监督管理局等管理机构。

6.2 非正规传统医药部门

在中国的非正规传统医药部门其特征是不受卫生部门约束。这些医疗从业者一般没有执业医师资格，所以不会在正规的医疗机构供职，只是在其活动范围内进行医疗实践的。即包括少部分的中医药，也包括大部分的民族医药和绝大部分的民间医药。

在中医药领域，是那些没有取得执业医师资格的，但是具有较完整医疗理论和实践经验的医药从业者。他们大多数是通过师传方式得到医术。也包括具有执业医生资格，但是由于退休等原因，不继续在医院和诊所等具有执业医疗机构资格中供职，但是作为个体继续行医。

在民族医药领域，大多数在寺庙进行医疗服务的，都没有取得正规的医疗执业许可，但是在当地具有足够的医疗信誉，他们往往不受政府卫生部门管理。

在民间医药领域，绝大部分都因为没有经过正规医疗培训，也就无法得到执业医师资格，所以只能进行民间的医疗服务。但是部分民间医药的实践者，即可能通过执业医生考试，也可能通过其他渠道，获取执业医师资格，所以这些人进入到了正规部门。但是这样的人是比较少的。

6.3 半正规部门

中国有很特别的乡村医生和卫生员。这些乡村医生是指从当地卫生行政部门获得"乡村医生"证书的人员，卫生员指村卫生室未获得"乡村医生"证书的人员。

他们产生自国家30年前曾经大规模进行简单卫生培训的医生，可以从事简单的卫生保健等医疗服务。

实际上，他们目前最主要的医疗服务就是为病人提供吊瓶服务。在云南、广西等地，无论是大病还是小病，病患者都希望到乡村医生那里吊一瓶抗生素，一般来说，只要20元钱，比进城看病最低数百元的消费又清楚、又便宜。

对于这些乡村医生的培训是各级卫生管理部门应该进行的，实际上能够进行的培训非常有限。同时国家鼓励乡村医生采用中医药等传统医药进行诊治。对于他们，学习采用毒副作用比较小，他们也比较熟悉的传统医药，的确是最佳的选择。

6.4 不同部门的政府政策导向

总体来说，国家鼓励传统医药的发展，并且出台了一系列政策和方案，来提升传统医药。但是这些具体政策，只能适用于正规部门，特别是那些按照学校教育培养出来的人员和经过现代医学模式改造的医疗执业机构。

对于半正规的乡村医生和卫生员，国家虽然出台了相关的政策，但是政策的执行在中国一直是一个难题，但是显示出国家希望能够进一步深入医疗改革，为最难到达的乡村提供一定的医疗服务。

对于非正规部门，国家没有任何支持政策，而目前所采用的各种政策或者方法，对于非正规部门的传统医药人员来说，都是排斥的。但是如果没有出现医疗事故，没有造成法律诉讼，一般来说，对于非正规部门的医疗行为，各地政府往往不会过问。

第3节　传统医药的创新体系

1．什么是传统医药的创新？

传统医药的创新体系可以分为两类：在传统文化背景内的创新；在现代科学背景内的创新。

传统医药的传统研发方法是根据所要治疗的病症，参考已有古籍或者验方，根据药材的情况，基于传统医药的理论，借鉴自己的临床经验，从而对药方进行创新。创新即包括全新的药方，也包括对已有的药方进行改良的活动。创新的药方不会采取动物实验，而直接进入临床，用于治疗病人，并进行观察和继续改进药方。往往在此过程中，以合法的医院制剂等形式，形成内部用药。这种研发主要基于中医药的传统理论和实践方式。

传统医药的另外一种创新模式是运用现代科学技术，特别是应用生物医药（biomedical）、现代化学、材料科学等现代科学的研究方法和工具，对中药的有效成分进行分析，探讨中药治病机理的科学解释，并且开发能够采用人工方法合成的传统药品。不同于化学药和生物药之处在于，这类创新多数不是对未知化合物的性能探索或者已知科学理论的应用，而是对于已知具有明显药用作用的中药，通过分析其成分，从而逆向推导其治疗机理。在操作层面，这一种创新模式基本上与化学药的研发模式类似，需要有多学科专业的研究团队，大型的分析仪器或实验工具以及大笔的研发投资，例如近期比较热门的合成药物研究资金。这一种创新模式被认为是中药的现代化和科学化。

以中国国家科技部牵头的15个部委联合签发的《中医药创新发展规划纲要（2006～2020年）》提出中医药创新要遵循"继承与创新并重，中医中药协调发展，现代化与国际化相互促进，多学科结合"的基本原则。中国国务院于2009年4月21日颁发的《国务院关于扶持和促进中医药事业发展的若干意见》也特别提出中医药事业的发展，同时需要推动"传承与创新"。该规划纲要还指出中医药未来20年的创新方向是：

"推进中医药创新的主要任务是：充分运用中国所具有的中医、西医和中西医结合三支力量共同发展的历史积累和独特经验，以及现代系统科学与复杂科学等理论和方法，对中医药学蕴含的生命科学问题开展广泛深入的研究和探索，在丰富和发展中医药理论和方法学体系的同时，争取在与中医药科学内涵相关的若干问题上取得突破；加强中药作用的物质基础和作用机理的研究，运用现代科学方法和技术诠释中医药理论，并指导创新药物的开发；探索建立系统和综合的医学方法学体系，对个体生命的健康、亚健康和疾病发生、发展、演变、转归过程进行认知和干预，促进中西医药学的优势互补及相互融合，为创建具有中国特色的新医药学奠定基础。"

2. 生物遗传学与中医药创新

凡运用现代科学背景内的创新模式的研发机构，都在大力应用生物遗传学（biogenetics）和生物基因组学等学科研发中药新药。例如，上海的中药创新研究中心专门设有中药基因组实验室，该实验室拥有中药筛选和研究中医药功能基因组技术平台，并在此基础上进一步建立起中医药系统生物学的技术平台。该平台将普通中药药效筛选与基因转录组学、蛋白组学和代谢组学的研究方法结合起来，用于药物筛选、药物作用机制研究和药物作用靶点探测的现代化中药研发。❶2010年4月在成都举行的第四届国际系统生物信息与中医药学术研讨会上中外研究人员就系统生物学、生物信息学、四大组学（基因组学、转录组学、蛋白质组学、代谢组学）和中医学的交叉研究（中医遗传学、中医分子生物学、中医系统生物学、中医生物信息学）进行学术讨论。❷

3. 中药创新的关注点

中药创新的关注点目前主要是在研发新药和研究药理两个方面，对于理论方面的创新，虽然一直有人提及，但是没有实质性的行动。

---

❶ Shanghai Innovation Center for Traditional Chinese Medicine's website，http：//www.sirc-tcm.sh.cn/en/index.html . [2014-10-20].

❷ http：//www.bioevent.cn/meetingHome.asp?meetingid=1740. [2014-10-20].

研究药理的途径更多是集中在对于一些验方，特别的单方的药材，进行有效成分的分析，并据此提出药理分析。所以更多是为了中药进入国际市场从而需要标明成分和药理的需求而进行的研究。这类研究都是基于现代医药科学体系的。

研发新药方面的主体部分是在现代医药科学体系内进行的，也有在传统文化背景内进行的。这些研发都是针对某些特定疾病进行的。

由于传统医药的理论与现代医药不同，其疾病分类也不同。故此难以采用ICD（International Classification of Diseases）国际疾病分类。传统医药，特别是中医药，是可以对于所有的疾病给出自己理论体系内的合理化解释的，所以也可以据此给各种疾病开出药方。对于癌症等世界性不治之症，中医药和现代医药都只有有限的治疗成绩。但是对于一些需要外科手术的疾病，现代医药明显具有优势。而中医药在肌肉、骨骼系统和结缔组织疾病这一类，具有一定的优势。另外，中医药强调治未病，也就是疾病的预防工作，所以对于流行病方面，也有特色。

中药创新的关注点之一是针对中药病症，例如肝病、糖尿病、高血压等。据报道，上海中医药大学肝病研究所、上海现代中医药技术发展有限公司等联合研制的抗肝纤维化新药——扶正化瘀胶囊（片），已获准进入美国启动FDA二期临床研究。肝病的防治是一个世界性的医学难题。由乙肝、丙肝等病毒感染导致的病毒性肝炎，以及酒精肝、脂肪肝、药物性肝炎等均可引起肝纤维化和肝硬化。扶正化瘀胶囊（片）在美国FDA进行的临床试验，针对的是丙型肝炎的。本书另外报道了瑶族民间医生对于乙肝的治疗，是属于在传统文化背景内的创新。这类创新由于无法得到有效的知识产权保护，故此持有者往往秘不示人。

中药创新关注点之二是针对流行病症的防治，如SARS、流感等。目前市场上销售的达菲为罗氏制药独家生产的抗流感药物，其通用名称为磷酸奥司他韦（Oseltamivirphosphate）。其主要原料是莽草酸，莽草酸主要从广西产地的八角药材（同时也是中国传统的调料）中提取出来。另外，在甲流爆发时期，中国各地的中小学和幼儿园普遍配备了中药以预防流感。

中药创新关注点之三是针对骨骼系统、肌肉和结缔组织。对于此类疾病，采取内外兼治的方法，即服用中药，也通过各种贴剂来外敷，同时也采用推拿针灸等方式辅助治疗。例如民族药业中的奇正药业所研发的消痛贴膏，系藏族验方，属于国家保密方，不显示成分。这种贴膏是外用的，将小袋里的润湿剂涂抹在附在胶布上的药芯袋上，润湿后贴敷在患处或穴位，其功能主治是活血化瘀，消肿止痛。可用于急慢性扭挫伤、跌打瘀痛、骨质增生、风湿及类风湿疼痛、落枕、肩周炎、腰肌劳损和陈旧性伤痛等。

第4节　国家在传统医药领域中的角色

本节主要从医疗机构、卫生人员和药品管理三个角度，分析相关的管理部门和涉及的法规政策，以体现国家对于传统医药领域的介入情况。另外介绍一些国家对于传统医药的推动行为。

1．中国的传统医药相关医疗机构

在传统医药领域，对于国家来说，最容易管理的，就是医疗机构；其次是卫生专业人员；最难管理的，就是传统药物。

1.1 医疗机构管理

根据1994年9月1日开始实施的国务院令第149号，《医疗机构管理条例》中的定义，医疗机构包括从事疾病诊断、治疗活动的医院、卫生院、疗养院、门诊部、诊所、卫生所（室）以及急救站等。进入到正规的医疗机构中的传统医药被分为中医药、中西医结合和民族医药。这里需要注意的是，中西医结合被纳入到传统医药的管理中，而不是纳入到现代医药的管理中。

在医疗机构管理上，基本的分工是国务院卫生行政部门卫生部负责全国医疗机构的监督管理工作。而具体的医疗机构往往由县级以上地方人民政府卫生行政部门负责监督管理。中国人民解放军卫生主管部门对军队的医疗机构实施监督管理。

申请设置医疗机构时，不设床位或者床位不满100张的医疗机构，向所在地的县级人民政府卫生行政部门申请；床位在100张以上的医疗机构和专科医院按照省级人民政府卫生行政部门的规定申请。而且医疗机构执业，必须进行登记，领取《医疗机构执业许可证》。

所以，无论是现代医药还是传统医药，在进行医疗机构内执业的时候，是同等对待的，没有程序上的差别。在卫生部门对传统医药的医疗机构进行管理的时候，也和现代医药一样，没有实质性的差异。

对于没有《医疗机构执业许可证》却从事医疗工作的机构，政府的行为是很有中国特色的，就是周期性地进行整顿。在整顿时期，通过执法行动，取缔这些非法机构。但是整顿之后，逐渐管理松弛，于是这些医疗机构又冒了出来。这是因为在中国很多地区，即使满足了申请《医疗机构执业许可证》的全部医疗卫生专业资格，但是可能由于没有满足相关管理部门的灰色要求（贿赂等），而无法开业。而满足那些潜规则的成本过高，是申请者无法达成的。但是又有市场需要，所以这些机构和管理部门开展了游击战。有时候，政府为了保护公立医疗机构的生存或者利益，才进行这种打击式的整顿；有时候，可能是因为有医疗纠纷或者医疗事故，导致政府不得不采取行动。

1.2 医疗机构管理部门

得到《医疗机构执业许可证》的医疗机构都是由各级卫生部及中医药管理部门主管。例如位于北京的东方医院是北京中医药大学第二临床医学院，是国家中医药管理局直管单位。而北京中医医院是首都医科大学附属医院，就是北京市的市属中医医院。

1.3 医疗机构管理法规

《医疗机构管理条例》是中国国务院令第149号，于1994年2月26日颁布，于1994年9月1日实施。同时施行的，还有《医疗机构管理条例实施细则》。该细则是根据《医疗机构管理条例》制定的。其中所称医疗机构，是指依据条例和细则的规定，经登记取得《医疗机构执业许可证》的机构。条例和细则解释权都在国家卫生部。

2．传统医药卫生人员

2.1 卫生人员管理

中国境内的卫生人员从广义上讲是在医疗、疾病控制、卫生监督、医学科研和在职教育等卫生机构工作的职工，包括卫生技术人员、其他技术人员、管理人员和工勤技能人员。从狭义上，也即卫生技术人员，只包括执业医师、执业助理医师、注册护士、药师（士）、检验技师、影像技师（士）、卫生监督员和见习医（药、护、技）师（士）等卫生专业人员。这些都是具有法律承认的资格证书的人员。

执业（助理）医师是指具有医师执业证书及其"级别"为"执业（助理）医师"且实际从事医疗、预防保健工作的人员，不包括实际从事管理工作的执业医师。执业医师类别分为临床、中医、口腔和公共卫生。

执业（助理）医师仅仅是国家的资格，这些医生在医疗机构中的职务评聘之后，成为主任医师、副主任医师、主治医师、住院医师和医士。

中医药人员包括中医执业医师、中医执业助理医师、见习中医师、中药师（士）；中医人员指中医执业医师、中医执业助理医师、见习中医师。具体来说，参加国家医师资格考试，取得执业助理医师资格，就可聘任医士职务；取得执业医师资格，就可聘任医师职务。而中药师也是要通过药师执业资格考试，该考试由国家食品药品监督管理局主持。

另外乡村医生和卫生员是没有执业（助理）医师资格的，但是在乡村医疗机构中服务的人员，他们从当地卫生行政部门获得"乡村医生"证书的人员，卫生员指村卫生室未获得"乡村医生"证书的人员。

医药卫生专业技术人员是由人事部、卫生部共同管理的。目前专门关于中医药的技术资格评审条件还没有出台，但可以参考《临床医学专业中、高级技术资格评审条件（试行）》。这个评审条件将临床医学专业技术资格包括初级资格（医士、医师），中级资格（主治医师），高级资格（副主任医师、主任医师）。而初、中级资格实行全国统一考试制度。全国实行统一考试后，各地、各部门不再进行相应临床医学专业技术资格的评审。高级资格的取得实行考评结合的方式，具体办法另行制定。临床医学专业技术资格证书在全国范围内有效，它表明持有人具有相应的学术技术水平，是受聘担任相应专业技术职务的必备条件。临床医学专业初级资格的考试按照《中华人民共和国执业医师法》的有关规定执行。临床医学专业中级资格考试由卫生部、人事部共同负责。参加临床医学专业中级资格考试的人员，必须已经取得执业医师资格，以及其他附属条件，例如取得医学本科学历，从事医师工作满4年。

2.2 卫生人员的管理部门

从卫生人员的考核中，国家人事部和国家卫生部及各级卫生部门是卫生人员的管理部门。其中的药师资格是由卫生部内的国家食品药品监督管理局及各级相关部门进行考核的。

2.3 卫生人员管理法规

《中华人民共和国执业医师法》于1999年5月1日开始实施。《乡村医生从业管理条例》是国务院令386号，于2004年1月1日开始实施。执业药师资格目前没有特别的法规，但是有执业药师资格考试，由国家食品药品监督管理局负责，于每年10月进行，通过者得到相应的资格证书。

根据国家食品药品监督管理总局与人力资源和社会保障部共同确定的考试合格标准（各科目均为60分），以及人力资源和社会保障部人事考试中心提供的数据，2013年全国执业药师资格考试报考人数为402 359人，实际参考人数为329 886人，参考率为81.99%；合格人数为51 865人，合格率为15.72%。2013年参加四科考试人数为325 077人，合格人数为49 450人，合格率为15.21%；参加两科考试人数为4 809人，合格人数为2 415人，合格率为50.22%。考试合格人员中，药学类合格人数为32 285人，中药学类合格人数为19 580人。截至2013年12月底，全国累计有277 940人取得执业药师资格。❶

3．传统药品管理

中国药品标准体系分为国家级、省级两个方面。其中国家药品标准是中国药典和部局颁标准。而省级地方药材标准就是各省（自治区、直辖市）中药材药品标准、中药饮片炮制规范。

3.1 中国药典

在中国药典（*Chinese Pharmacopoeia*，2010）中，第一卷就是中药，包括药材及饮片、植物油脂和提取物、成药，第二卷是化学药品，第三卷是生物制品。

在2010年药典中加强中药（民族药、天然药）相关机构设置，包括：

民族医药专业委员会；

中医专业委员会；

中药材与饮片专业委员会；

中成药专业委员会；

天然药物专业委员会。

---

❶ http：//www.cqlp.org/info/link.aspx?id=1805&page=1. [2014-10-20].

3.2 传统医药注册与管理

在中国传统医药的药物和现代医药的药物同样由卫生部下辖的国家食品药品监督管理局进行监督管理。该局设药品注册司，该司同时也是"中药民族药监管司"。

该司的主要职能是：

负责组织拟定国家药品标准、直接接触药品的包装材料和容器产品目录、药用要求及标准并负责注册；

拟定中药饮片炮制规范并监督实施；

拟定非处方药物目录；

组织拟定药物非临床研究、药物临床试验质量管理规范并监督实施；

实施中药品种保护制度。

根据《药品注册管理办法》规定，中药和天然药物与生物药物、化学药物在审批程序上等同对待，同时，在《药品注册管理办法》附件一"中药、天然药物注册分类及资料要求"，专门涉及中药和天然药物注册管理的技术要求。与此相关的，还有《中药注册管理补充规定》，该规定于2008年1月7日实施。药品注册司还出台了《中药、天然药物注册技术指导原则》系列文件。

药品质量管理规范是中药材管理中最薄弱的环节，并非由于这些规范有什么不好，而是难以执行。由于中药材在中国的生产数千年都类似于农产品，其绝大多数的种植者都是农民，他们分散种植，故此进行统一管理的难度非常大。

3.3 传统医药的药品监管法规

有关传统医药制品的法律法规主要有：《中华人民共和国药品管理法》《中华人民共和国药品管理法实施条例》《中华人民共和国药典》《野生药材资源保护管理条例》《医疗用毒性药品管理办法》《中华人民共和国中医药条例》《中药品种保护条例》《药品行政保护条例》等。

有关药品的行政规章主要有：《药品监督行政处罚程序规定》《药品进口管理办法》《药品不良反应报告和监测管理办法》《生物制品批签发管理办法》《药品注册管理办法》《药品非临床研究质量管理规范》（GLP）、《药品临床研究质量管理规范》（GCP）、《药品注册管理办法》《药品生产质量管理规范》（GMP）、《药品生产质量管理规范》附录、《药品经营质量管理规范》（GSP）、《药品经营质量管理规范》实施条例、《药品生产监督管理办法》《药品经营许可证管理办法》《药品流通监督管理办法》《处方药与非处方药分类管理办法》《互联网药品信息服务管理办法》《药品说明书和标签管理规定》《药品广告审查办法》《药品广告审查发布标准》《中药材生产质量管理规范》（GAP）、《药品召回管理办法》等等。

有关医院配制制剂的有：《医疗机构制剂配制监督管理办法》等。

4．国家的其他介入

4.1 传统医药申请世界非物质文化遗产

在2006年5月20日第一批国家级非物质文化遗产名录（共518项）中，中医生命与疾病认知方法、中医诊法、中药炮制技术、中医传统制剂方法、中医针灸、中医正骨疗法、同仁堂中医药文化、胡庆余堂中药文化、藏医药等9项入选。

在2008年6月14日第二批国家级非物质文化遗产名录（共计510项）中，中医养生、传统中医药文化、蒙医药、畲族医药、瑶族医药、苗医药、侗医药、回族医药8项入选。

与此同时，在2011年6月10日第三批国家级非物质文化遗产名录（共计191项）中，壮医药（壮医药线点灸疗法）、彝医药（彝医水膏药疗法）、傣医药（睡药疗法）、维吾尔医药（维吾传统炮制技艺、木尼孜其·木斯力汤药制作技艺、食物疗法、库西台法）4项入选。

在2014年7月16日第四批国家级非物质文化遗产名录（共计298项）中，哈萨克族医药（布拉吾药浴熏蒸疗法、卧塔什正骨术、冻伤疗法）、布依族医药（益肝草制作技艺）2项入选。

值得注意的是，在首批传统医药的国家级非物质文化遗产中，9项之中只有1项是少数民族医药，在第2批国家级非物质文化遗产的传统医药中，8项之中有6项是少数民族医药。而在后面2次国家级非物质文化遗产的传统医药中，全部是少数民族医药。显然增加了对于少数民族传统医药的保护力度。

2010年11月16日，由国家中医药管理局牵头，进行了中医针灸的申请世界非物质文化遗产工作，并取得成功。这对于中医针灸来说，是一个非常重要的好消息，因为之前国内舆论甚至在争论中医存废的问题。而申遗成功之后，有新闻报道显示，针灸门诊量倍增。

4.2《国务院关于扶持和促进中医药事业发展的若干意见》

最近一次中医药废除的争论是从2006年开始，当时有人发起取消中医的网络签名活动。这时党中央明确提出"坚持中西医并重""扶持中医药和民族医药事业发展",决定了中医的发展,而且增加了投入。国务院建立中医药工作部际协调机制,出台《国务院关于扶持和促进中医药事业发展的若干意见》《中医药创新发展规划纲要(2006~2020年)》等一系列扶持措施。

2009年4月21日,国务院出台的《国务院关于扶持和促进中医药事业发展的若干意见》中肯定了传统医药的价值,认为中医药(民族医药)是我国各族人民在几千年生产生活实践和与疾病做斗争中逐步形成并不断丰富发展的医学科学,为中华民族繁衍昌盛做出了重要贡献,对世界文明进步产生了积极影响。而中国最近的医疗改革意见《国务院关于深化医药卫生体制改革的意见》(中发〔2009〕6号)提出,要坚持中西医并重的方针,充分发挥中医药作用。

具体来说,对于中医药事业发展的意见主要包括:

(1)充分认识扶持和促进中医药事业发展的重要性和紧迫性。

(2)发展中医药事业的指导思想和基本原则。

①指导思想。其中值得强调的是将满足人民群众对中医药服务的需求作为中医药工作的出发点。遵循中医药发展规律,保持和发扬中医药特色优势;

②基本原则。其中包括坚持中西医并重,把中医药与西医药摆在同等重要的位置;坚持中医与西医相互取长补短、发挥各自优势,促进中西医结合;坚持发挥政府扶持作用,动员各方面力量共同促进中医药事业发展。

(3)发展中医医疗和预防保健服务。

①加强中医医疗服务体系建设;

②积极发展中医预防保健服务。

(4)推进中医药继承与创新。

①做好中医药继承工作;

②加快中医药科技进步与创新。

(5)加强中医药人才队伍建设。

①改革中医药院校教育;

②完善中医药师承和继续教育制度;

③加快中医药基层人才和技术骨干的培养;

④完善中医药人才考核评价制度。

(6)提升中药产业发展水平。

①促进中药资源可持续发展;

②建设现代中药工业和商业体系；

③加强中药管理。

（7）加快民族医药发展。

（8）繁荣发展中医药文化。

（9）推动中医药走向世界。

（10）完善中医药事业发展保障措施。

4.3 国家的中医药条例

《中药品种保护条例》在第3章已有论及，在此不复述。

《中华人民共和国中医药条例》自2003年10月1日起施行，制定目的在于继承和发展中医药学，保障和促进中医药事业的发展，保护人体健康。

对于中药的研制、生产、经营、使用和监督管理，该条例指出应该依照《中华人民共和国药品管理法》执行。

对于国家的态度，条例第三条说明，国家保护、扶持、发展中医药事业，实行中西医并重的方针，鼓励中西医相互学习、相互补充、共同提高，推动中医、西医两种医学体系的有机结合，全面发展我国中医药事业。

条例第六条指出国务院中医药管理部门负责全国中医药管理工作。国务院有关部门在各自的职责范围内负责与中医药有关的工作。

另外值得注意的包括第十四条：国家采取措施发展中医药教育事业。以及第二十六条，非营利性中医医疗机构，依照国家有关规定享受财政补贴、税收减免等优惠政策。而第二十七条支持县级以上地方人民政府劳动保障行政部门确定的城镇职工基本医疗保险定点医疗机构，应当包括符合条件的中医医疗机构。获得定点资格的中医医疗机构，应当按照规定向参保人员提供基本医疗服务。这样就将传统医药纳入到基本医疗保险定点医疗机构中，对于传统医药发展是必不可少的措施。

4.4 各地的中医药发展条例

中国大部分省和直辖市都有地方性的中医药发展条例，例如2001年6月22日通过的《北京市发展中医条例》和2009年11月27日通过的《四川省中医药条例》。具体内容篇幅所限，略而不述。

第3章

中医药的知识产权保护——以青蒿素为例

在中医药的废存之争中，每当废弃派抛出中药无用论，保存派就拿出青蒿素为例，以此证明中药具有的不可替代的治疗效果、重要的社会价值和巨大的经济潜力。虽然废弃派以青蒿素为特例，认为不足以凭此即可论证中医药的价值，但是他们忘记了一个基本的学术原则，一个反例即可否定原命题。因此，青蒿素的价值成为中药价值的代表和典范，而其发现和发展过程，特别值得进行深入系统地探究，以此来探索和思考中药传统知识的获取与保护模式，从而可以推动中药传统知识的新型知识产权保护，进而让中医药的传统知识为人类的健康医疗事业做出更重大的贡献。

本章首先简要回顾青蒿素的获取过程，也就是一个发现和公开的过程，虽然这个过程具有特定的历史因素，因而有一定的不可复制性，但是其中基本发现的努力方向，仍然在方法上值得后续的传统知识可持续利用深入挖掘，以供产生新的药物。其次，对于青蒿素的发明权，仍具有一定争议性，本章基于传统知识的获取立场，尝试在肯定现代科学技术和人员合作的前提下，突出传统知识对于青蒿素发明权的贡献。这一贡献如何能够在惠益分享中得到体现，是青蒿素这样的传统知识能否得到有效保护和可持续利用的关键因素。再次，探讨了青蒿素的知识产权问题，特别是在既有的知识产权体系中，青蒿素的知识产权遭遇了很多坎坷，这一方面与当时科研人员的知识产权意识有关，也与我国的整体生产技术和能力有关，但是一直被忽视的是青蒿素作为一种重要传统知识，因而具有特殊的传统知识属性，与知识产权体系的专利属性并不完全一致。最后，本章试图介绍，在既有的知识产权体系内，公开传统知识的来源披露之诉求，以期在传统知识的特殊知识产权制度没有得到认可之前，以现有的知识产权保护青蒿素这样的重要传统知识。

第1节　青蒿素传统知识的获取

《生物多样性公约》第8条（j）是保护与遗传资源相关的传统知识的国际法基础，也是促成《名古屋议定书》的实质性的原因之一。这一条款要求缔约方，依照国家立法，尽可能并酌情尊重、保存和维持土著和地方社区（ILC）体现传统生活方式而与生物多样性的保护和持续利用相关的知识、创新和实践，并促进其广泛应用。并在由此等知识、创新和实践的拥有者认可和参与下，鼓励公平公正地分享因利用此等知识、创新和做法而获得的惠益。

《名古屋议定书》为遗传资源及相关传统知识的拥有者提供了法律保障的国际规范，尤其是第5条（5）针对公正和公平的惠益分享，第7条针对事先知情同意或核准和参与，以及共同商定条件，第12条针对土著和地方社区的习惯法、社区规约和程序。第7条规定与遗传资源相关的传统知识的获取，即"国家需相应根据国家法律酌情采取措施，以确保此类土著和地方社区持有的传统知识的获取经过其'事先知情同意'或者核准和参与"。实际上第7条在具体落实《生物多样性公约》第8条（j）实施的同时，还拓展了《生物多样性公约》的传统知识保护方法。

实际上，由于传统知识涉及诸多的问题层面，在《名古屋议定书》里多处提及传统知识议题，传统知识话题是第5条第5款、第10条、第11条第2款以及第18条第1款的必不可少的组成部分。不仅如此，因为传统知识在生物多样性保护和可持续利用上的独特重要性，传统知识还在单独的条款中作为主要对象进行了规定，例如第7条、第16条与第12条。第12条指出了缔约方在实施《名古屋议定书》时的多项义务：

在适用的情况下，依据国内法律，在遗传资源相关的传统知识方面，要考虑到土著和地方社区的惯例、社区协议及程序；

建立通报机制，告知遗传资源相关传统知识利用者他们的义务；

支持土著和地方社区制定传统资源相关的社区协议、最低要求和示范合同条款；

尽可能不限制在土著和地方社区内部及彼此之间对遗传资源及其相关知识的不

违反《生物多样性公约》目的的惯常利用和交换。

传统知识构成了非西方的各个社会的文化遗产和知识产权，对土著和地方社区来说传统知识是他们与生俱来的文化遗产，传统知识对于保护他们世代生活起居的地区的生物多样性和可持续利用其组成部分，具有不可替代的重要性，因而是他们赖以生存维持生计的知识论基础。可以说，传统知识对于世界各地的文化多样性是不可或缺的，也是各种文化的整体世界观，塑造了各个文化的宇宙观和价值观。

需要明确的是，传统知识以多种形态存在，因此必须考虑到在获取的过程中传统知识的持有形态，例如个人持有、集体持有、社群持有和文本持有等特征。在这样的背景下，习惯法、程序或实际做法可能会限制其在社区之外的使用。而查明与遗传资源相关的传统知识的正当持有者，这是确认土著和地方社区的权利的前提性和基础性工作。必须强调的是，只有传统知识的持有者才有权决定谁可以分享其传统知识，从而为使用者查明其正当的来源以取得事先知情同意（或保证核准和参与），并共同商定条件分享利用遗传资源所产生的惠益奠定合法性基础。依据《名古屋议定书》的规定，从这些社区获取的一些信息可能会有特殊的价值或者是神圣的知识，也凸显了与正当持有者联系的重要性。

《名古屋议定书》指出，需要在获取过程中建立规范性的约定程序。《名古屋议定书》的第12条（3）（a）就是旨在促进这一点。此外，应注意到规约要求缔约方遵循国内法律，在履行《名古屋议定书》规定的责任时，考虑土著和地方社区的习惯法、社区规约和程序第12条（1），通过土著和地方社区的有效参与，建立相关机制，让与遗传资源有关的传统知识的潜在使用者了解他们的责任第12条（2）。

与青蒿素尤其相关的是，《名古屋议定书》指出：进一步认识到在一些国家与遗传资源相关的传统知识持有的特殊情况，这种知识以口头、文献记录或其他形式存在，这反映了同保护和可持续利用生物多样性相关的丰富文化遗产。

因为青蒿素传统知识并非由某一特定社区拥有，它是中华民族共同分享的知识遗产，可以说，是由一个超社区的文化共同体拥有的。类似的情况也发生在像印度的传统医学（如阿育吠陀Ayurveda、尤纳尼Unani和悉达医学Siddha medicine ❶ ）这样的传统医药体系。

---

❶ 张子隽，张咏梅，徐俊，陈岩，李向东.印度传统医学的发展现状 [J]. 世界中医药，2014（5）：654-657.

因此，回顾青蒿素的发现过程，特别是其与传统知识的渊源，对于确认青蒿素传统知识对发现青蒿素的贡献是至关重要的。可以认为这种发现过程就是对于记录在传统文本之中的传统知识的获取过程。

青蒿素的研究发轫于一项研制防治抗药性恶性疟疾药物的军事任务，即著名的523任务。在20世纪60年代中期，印度支那战争不断升级，应越南共产党领导人的要求，毛泽东主席、周恩来总理指示有关部门要把解决热带地区部队遭受疟疾侵害，严重影响部队战斗力，影响军事行动的问题，作为一项紧急援外、战备重要任务立项。于是，在1967年5月23日，由国家科委、中国人民解放军总后勤部在北京饭店召开了"疟疾防治药物研究工作协作会议"，组织国家部委、军队直属及10省、市、自治区和有关军区的医药科研、医疗、教学、生产等单位，针对热带地区抗药性恶性疟疾严重影响部队战斗力的问题，开展防治药物的研究。由于这是一项援外战备的紧急军工项目，遂以5月23日开会日期为代号，称为523任务。[1]

事实上，523任务实施伊始，寻找无抗药性防治恶性疟药物的研究便从两个方面着手。一方面是合成新化合物和广泛筛选化学物质，寻找化学抗疟疾药；另一方面是集中较多的人力，从发掘祖国医药学宝库入手，争取从中医药领域有新的发现和突破。

虽然从中草药中寻找抗疟新药是523任务的一个工作重点，但是几年的工作一直没有取得实质性进展。直至1969年，国家卫生部中医研究院中药研究所（简称北京中药所）的屠呦呦及其团队参与了523任务，抗疟新药研究才逐渐出现转机。当时，她的小组同军事医学科学院研究人员顾国明合作，大量查阅和收集了古今医药书刊资料，然后从中挑选出现频率较高的抗疟中草药或方剂，经实验室水煎、醇提，送军事医学科学院筛选了近百个药（方）。其中青蒿提取物有一定的抗疟作用，曾出现过对鼠疟原虫有60%~80%的抑制率，但不稳定。1971年后，顾国明因其他任务回原单位，另一名军事医学科学院研究人员宁殿玺到北京中药所帮助建立了鼠疫动物实验模型。此后，青蒿的研究由北京中药所继续进行。

1971年下半年，屠呦呦从东晋葛洪《肘后备急方·治寒热诸疟方》中将青蒿"绞汁"用药的经验，即"青蒿一握，以水二升渍，绞取汁，尽服之"记载中受

❶ 吴毓林. 青蒿素——历史和现实的启示 [J]. 化学进展，2009（11）：2365-2371.

到了启发，认为温度过高有可能对青蒿有效成分造成破坏而影响疗效，便由用乙醇提取改为用沸点比乙醇低的乙醚提取。1971年10月4日，屠呦呦小组终于在第191次实验中，成功获得令人满意的青蒿提取物。其结果显示，青蒿乙醚提取物可使鼠疟原虫近期的抑制率明显提高，达到近100%。

1972年3月8日，屠呦呦在南京全国抗疟大会上首次报告了青蒿对鼠疟原虫近期抑制率可达100%的实验结果。青蒿粗提物的效果受到当局的重视，会议要求北京中药所抓紧时间，对青蒿的提取方法、药效、安全性做进一步的实验研究。在经过动物毒性实验和少数健康志愿者试服，未发现明显的毒副作用后，于同年8月屠呦呦带领中医研究院医疗队去海南昌江疟区，验证间日疟和恶性疟共21例，取得了比较满意的结果。

总的来说，1971~1972年屠呦呦小组的青蒿研究工作的进展，对以后青蒿的深入研究和青蒿素发现有着重要的意义。屠呦呦小组1971年下半年的青蒿乙醚提取物对鼠疟原虫近期抑制率达近100%的结果和1972年用青蒿乙醚提取物中性部分临床试用的良好结果，在实验室和临床上进一步肯定了中药青蒿的抗疟效果，使青蒿研究迈出了重要的一步，对以后青蒿素的研究有重要启示。❶

于是此后全国便掀起了一场青蒿抗疟研究的高潮。虽然当时国内设备落后，但是在短短的六七年时间内，通过参与523任务的全国各单位的齐心协力，我国完成了青蒿素的成果鉴定，其内容包括青蒿的化学研究、青蒿素的药理学研究、青蒿素制剂治疗脑型疟、青蒿素含量测定和质量标准制定、青蒿素的生产工艺的研究等12个专题。

尽管青蒿素的研发取得了伟大成就，然而围绕青蒿素展开的研究却远远没有结束。之后一系列青蒿素衍生物的诞生和青蒿素新复方的研究开发，使得我国青蒿素研究又进入一个新的高潮，并逐渐登上世界舞台。

自1976年开始，上海药物所的李英经过各种药理试验，合成了酯类、醚类、碳酸酯类三种青蒿素衍生物。它们的抗疟活性均比青蒿素高。经临床研究证实，其中的蒿甲醚保持了青蒿素原有的高效、速效、低毒的特点。蒿甲醚于1981年通过鉴定，1995年载入国际药典，也为日后研制的更加高效的抗疟新药——复方蒿甲醚打下了基础。

---

❶ 黎润红. "523任务"与青蒿素发现的历史（1967~1981年）[J]. 中国医学人文评论, 2012.

1983年，在WHO化疗工作组的建议下，青蒿素指导委员会统一组织科研力量重新开发青蒿琥酯作为治疗脑型疟的优先项目。青蒿琥酯可以通过静脉、肌肉注射给药，因此这是一个更易推广、使用更方便的剂型。到现在青蒿琥酯已成为当今国际上医护人员救治脑型疟疾的首选药物。

在这个阶段，屠呦呦又重新研发完善了作为制备青蒿素衍生物的重要中间体——双氢青蒿素，并于1992年获得新药证书，其抗疟疗效是青蒿素的10倍。后该药由北京第六制药厂生产，北京科泰新技术公司推向国际市场销售。

1988年和1990年，由中信公司牵线，法国赛诺菲公司与中国桂林南药开始蒿甲醚注射剂的海外销售合作；诺华公司的前身汽巴嘉基公司与中国军事医学科学院开始在复方蒿甲醚项目上进行合作。1994年桂林南药也与赛诺菲公司的前身签署了青蒿琥酯的国际市场销售合作协议。同一年，诺华也获得了拥有复方蒿甲醚中国地区以外的销售权，海外的组方专利由诺华和军事医学科学院共同持有，诺华则承诺必须从中国采购原料蒿甲醚和本芴醇，并从复方蒿甲醚每年的海外销售净额中提取4%的费用作为专利使用费支付给军医科学院的专家。中国青蒿素自此走出国门。❶

2011年度拉斯克奖的获奖名单揭晓，中国科学家屠呦呦获得素有诺贝尔奖"风向标"之誉的拉斯克临床医学奖。获奖理由是"因为发现青蒿素——一种用于治疗疟疾的药物，挽救了全球特别是发展中国家的数百万人的生命。"这是迄今为止，中国大陆生物医学界获得的世界级最高大奖，离诺贝尔医学奖只有一步之遥。❷

从青蒿素的发现历程来看，传统医药知识在推动青蒿素研究发展方面可谓功不可没。从一开始的传统医药发掘并筛选出青蒿、鹰爪、仙鹤草、陵水暗罗等有较高的抗疟效果的中草药到陷入困境研究受阻时从医药古籍中得到启示成功提取出青蒿的有效成分，无一不是传统医学知识在发挥着巨大的作用。而且无独有偶，第二次世界大战后最重要的抗疟药物氯奎宁的问世，恰恰是受印第安人用金鸡纳树树皮治疗疟疾的启发，从金鸡纳树树皮里提取出有效成分奎宁，通过化学合成了药效良好的氯奎宁。

由此可见，我国五千多年所积累下来的传统医药知识可谓是一个巨大的宝库。

---

❶ 邢少文.中国青蒿素，40年徘徊在WHO门外 [J]. 现代经济信息，2007（11）：73–75.

❷ 我国科学家获拉斯克奖　距诺贝尔奖仅一步之遥 [J]. 中国科技信息，2011（19）：18.

但是这个宝库中既有精华，也有糟粕。然而我们不应只站在高度发展的现代医学的角度，把中国传统医药知识痛斥为愚昧和落后的产物，甚至将系统的中国传统医药知识搞得支离破碎、伤筋动骨。相反，应保持其完整的体系和思想内涵，审慎地汰除糟粕，防止"皮之不存，毛将焉附"。摒弃那些传统医药知识的虚无主义和溢美它的浮夸作风，怀着敬畏、珍惜、尊重传统医药知识的审视态度，踏踏实实、持之以恒地进行严谨的科学研究工作。

第2节　青蒿素传统知识的惠益分享

在《名古屋议定书》的第5条中规定：各缔约方应酌情采取立法、行政或政策措施，以确保同持有与遗传资源相关的传统知识的土著和地方社区公正和公平地分享利用此种知识所产生的惠益。这种分享应该依照共同商定条件进行。

第5条第5款与第7条一起构成了《名古屋议定书》关于与遗传资源相关的传统知识的核心条款。故此，这两个条款需要在一起被考虑和解释。第5条第5款指明，在利用土著和地方社区持有的与遗传资源相关的传统知识之际，缔约方有义务来确保他们能够分享到因此而产生的惠益。实际上，这样的强调间接地确认了《名古屋议定书》中涉及的遗传资源相关传统知识的权利归属，即传统知识是属于产生了传统知识的土著和地方社区。值得注意的是，在谈及与遗传资源相关的传统知识时，《名古屋议定书》仅仅提及与土著和地方社区分享，并没有指明与缔约方分享，因此，在《名古屋议定书》的具体执行内容中，并没有规定缔约方分享因传统知识得到的惠益。虽然在《名古屋议定书》的引言中，将青蒿素传统知识这样的古籍上的记录视为更广泛意义上的国家遗产，某种意义上的"特殊情况"，但是在《名古屋议定书》的执行条款中，更倾向于那些可以追根溯源到一个或更多的可以确认的土著和地方社区持有人的传统知识。

在这一点上，《名古屋议定书》对传统知识的相关权利所持有的立场，与世界知识产权组织的遗传资源、传统知识和民间文艺政府间委员会，以及世界银行有关土著人民运作业务政策所采用的立场比较接近。

世界知识产权组织成员国正在协商制定一个传统知识规范和权利的国际文书（《世界知识产权组织传统知识文书草案》）。对谁是传统知识保护的受益者这个问题，《草案》第2条目前包含了很多备选的提案草案。所有这些所采取的首要立场就是，作为一条基本原则，产生了传统知识的土著人民和地方社区拥有对这些知识的权利，只要可以确定这样的人或社区。

同样，世界银行土著人民运作业务政策中做出了宣告，非成员国对土著人民的文化资源和知识进行商业性开发之前必须得到他们的同意。并且进一步指明，在世界银行中进行贷款的人，如果要商业化开发土著人民的文化资源和知识的时候，应该做出安排，使受影响的土著人民能够参与惠益分享。

然而，对于中国和印度大量的已经成文的传统知识，《名古屋议定书》更多地采取了一种妥协的姿态，即与那些土著与地方社区所拥有的传统知识不同，不对这类传统知识进行明确规定。实际上，由于这些传统知识属于公开的古代文本，因此属于专利法中的公知领域，是不具备专利资格的。因此，缔约方可以通过现有的国际知识产权体系，进行国际维权，防止其他国家对于本国的传统知识进行专利，这也是一种保护传统知识的方式，本研究称为消极防护，即防止他人进行生物剽窃的法律维权行动。

印度在此方向做出了巨大的努力，国家通过了《生物多样性法》（2002）和《生物多样性法细则》（2004），并且设置了专门的主管部门，即印度国家生物多样性总局（2003），建立了印度的国家传统知识数字图书馆，并与多个国家的专利局合作，对于任何可能涉及印度的传统知识专利，进行排查。如果有涉及印度传统知识的专利，印度政府通过各种法律途径进行起诉或维权，从而制止了其他国家侵占印度传统知识的生物剽窃浪潮。

然而，这种消极保护在多次胜利的维权同时，也产生了消极的后果。具体来说，虽然其他国家减少了对于印度传统知识的不当占有，但是印度通过公开自己的传统知识，将可能具有巨大商业潜力的传统知识纳入公知领域，于是对传统知识的后续开发就没有利益方愿意承受其代价。故此，印度的传统知识保护陷入了一种僵局，在利用方没有得到利益的情况下，印度的传统知识持有方也没有得到惠益分享。因此，印度的经验对于中国的国内立法具有重大的参考借鉴价值，值得进一步深入研究分析。

在中国，以青蒿素为代表的中医药传统知识作为成文典籍，从知识产权角度属于公知领域，因此其保护就成为难以解决的问题。但是，前文已经论证，青蒿素传统知识对于研发青蒿素至关重要，是不可或缺的线索，可其贡献无法得到体现。实际上，一方面对于青蒿素的发现权曾经有过比较激烈的争议，另一方面传统知识对于青蒿素的发现的贡献仅仅作为背景提及，是远远不够的。

在人类科学技术发展史上，科技发明（现）权之争一直是其震撼人心的一个侧面，历史上曾有无数的科学家和技术发明家自觉或不自觉地卷入发明（现）权之争。自然科学的一代伟人牛顿，一生曾3次卷入科技发明（现）权之争。一次是为争夺微积分的发现权，与德国的莱布尼茨争论长达40年之久；另一次为争夺万有引力定律的发现权，与英国皇家学会主席胡克争得面红耳赤；还有一次为争夺反射望远镜的发明权，与格林尼治天文台台长弗兰斯提德展开了长达26年之久的争论。19世纪杰出的化学家诺贝尔，一生两次卷入专利诉讼的激烈漩涡，使身心受到严重摧残。1865年，诺贝尔在美国取得硝化甘油炸药专利权，一位剽窃了诺贝尔发明的美军上校夏弗奈反诬诺贝尔窃取了他的发明，并控告诺贝尔侵犯了专利权。经过美国法庭的裁决，诺贝尔胜诉。另一次，诺贝尔与两位英国专家亚贝尔和德瓦为不溶性硝化纤维和硝化甘油制造炸药的发明权问题，陷入诉讼案，结果以诺贝尔败诉告终。20世纪初，为了无线电的发明权，曾掀起过一场震惊全球的争论。1905年5月4日，北美巡回法庭对此做出裁决，否定俄国波波夫的发明权而承认意大利马可尼的发明权。❶

科技发明（现）权之争在青蒿素上也有所体现。通过前文对青蒿素发现历史的梳理和分析，可以清楚地发现，屠呦呦有目的地从青蒿中提取青蒿素，而且成功地达到了预期目标，她也完全知道自己用乙醚提取的这种物质就是青蒿素，而不是其他别的物质。在辨认出青蒿素的同时，屠呦呦还验证了青蒿素高效抗鼠疟的特性——对鼠疟原虫达到100%抑制率，这正是青蒿素的重要性所在。

实际上，在整个青蒿素的筛选过程中有很多原因都会导致筛选失败：①在常规提取条件下，青蒿素中具抗疟活性的功能基团很容易失去活性，从而导致筛选失败；②就青蒿药材而言，无效的茎秆占绝大部分，只有少量的细碎叶子才含抗疟有效成分—青蒿素；③青蒿素的采收季节与药效的关系也很大，植株只在生长后期才在生物体内合成抗疟有效成分—青蒿素；④青蒿品种的不同也导致筛选的成败。青蒿有5个品种，它们分别是黄花蒿、青蒿、北茵陈、南牡蒿和牡蒿。赵烯黄先生在北平研究院工作时（1934～1937年），最早调查并鉴定了北京地区药用青蒿的原植物为"黄花蒿·臭蒿"，并指出与《本草纲目》之黄花蒿为同名异物，

---

❶ 黄松平，朱亚宗. 科技发明权与屠呦呦青蒿素发现争端的化解 [J].自然辩证法研究，2012，30（1）：86–90.

明确指出青蒿就是《本草纲目》的"黄花蒿·臭蒿"。而北京青蒿叶中青蒿素含量极低，只有万分之几。

从上面的情况可以看出青蒿素的发现绝对不是一件容易的事。正是由于屠呦呦既善于思考总结前人经验，又有锲而不舍的钻研精神，她才带领小组捕捉到了这样珍贵难得的科学发现的机会，并通过实验成功找到了从青蒿中提取的抗疟有效成分青蒿素。

当然从青蒿素发现、发展的历史来看，对青蒿素成就的归属问题存在争议也是在所难免的。总结起来，造成该问题的原因主要有以下三点：①根据当时的规定，发表有关青蒿素研究的很多文献都不署个人的名字，作者都是协作组。因此这对后来确定科研工作者的成果带来困难；②"523"项目本身就是一场轰轰烈烈的大规模合作项目。在统一规划下，全国各地的"523"项目组分为多个不同的协作小组。各组研究人员任务上分工合作、专业上取长补短、技术上互相交流、设备上互通有无。屠呦呦加入的是中医药协作组，主要任务是：一方面查阅文献，另一方面深入民间，寻找治疗疟疾的秘方和验方，采集中草药样品，有时还在疫区就地试用观察。广州中医药大学的李国桥、中科院上海药物研究所的李英等一大批研究人员也参与其中；③后来有科研人员研制了比屠呦呦更为完善的多个青蒿素复方，有人认为他们应该与屠呦呦一同享有青蒿素的发现权。

应该指出的是：在屠呦呦的乙醚提取法再次激发了研究人员对青蒿的研究热情后，中医研究院用屠呦呦提取的结晶做临床实验结果不够理想并有毒副作用；而云南药物所罗泽渊等人提供的结晶对恶性疟尤其是脑型疟确实有效。云南却没有采用屠呦呦的乙醚提取方式，只是受到了北京中药所的启发。云南当时选用的是溶剂汽油等有机溶剂，使用以后就有粗结晶出来了。

尽管屠呦呦获奖受到一些人质疑和非议，但以下三点是大家所公认的：①屠呦呦提出用乙醚提取，对于发现青蒿的抗疟作用和进一步研究青蒿素都很关键；②具体分离纯化青蒿素的钟裕容是屠呦呦研究小组的成员；③其他提取到青蒿素的小组是在会议上得知屠呦呦小组发现青蒿粗提物高效抗疟作用以后进行的，获得纯化分子也晚于钟裕容。

那么，如何确认青蒿素的发现权利呢？显然，从发现青蒿素的抗疟疾效果，到青蒿素的临床应用，凝聚了一大批科学家的工作。屠呦呦因为是第一个把青蒿素引入"523"项目组，第一个提到100%活性，也第一个做临床实验，故此，可以认为她在发现抗疟疾特效药青蒿素上居功至伟。

　　在发现青蒿素的过程中，云南、山东率先提取出了高质量的青蒿素，但这并不能影响屠呦呦的发现权。屠呦呦保存了两封信分别是云南和山东方面写给她的，信中称：感谢你们（按：指屠呦呦）在会上提供的信息，你们给我们很多启发。这也间接地说明，这两个地区的发现是在屠呦呦的基础上进行的，因此，他们更多是在进行改进性的工作，而非全新的发现性工作。

　　以此类推，屠呦呦受到东晋葛洪《肘后备急方·治寒热诸疟方》的启发，一是从中医药传统知识中，认识到青蒿的抗疟疾潜力；二是从古籍的药物制备方法中，即"青蒿一握，以水二升渍，绞取汁，尽服之"记载中，屠呦呦意识到常用的中药制备方法是高温熬制，而古籍中是简单地榨取，在低温下进行，从而才实现了青蒿素发现中，关键性的突破，采用了沸点比乙醇低的乙醚进行提取。

　　可以说，没有中医药传统中以青蒿/黄花蒿治疗疟疾的记录，或者没有葛洪记录的一条信息，屠呦呦是无法凭空发现青蒿素的。因此，如何确定青蒿素传统知识的持有人，从而实现《生物多样性公约》及《名古屋议定书》的惠益分享，就是一个很具体的问题。

　　在现有的文献中，东晋的葛洪是最早进行青蒿素抗疟疾报道者，显然他或者他的后代都无法因此而在现有的知识产权体系中要求权利，哪怕是他的后代有清晰的家谱，也无法因此而要求权利。可以说，青蒿素传统知识的首次发现的权利已经不可追溯。同时，当代的确切持有人也不明确。

　　在这样的情况下，本研究认为，从《生物多样性公约》及《名古屋议定书》的意义上，应该认为青蒿素传统知识属于集体所有，具体的集体应该限定为传统中医药的传承人群体。因此，在获取过程中，由于采用历史的文献，因此不需要特别的事先知情同意程序，但是在惠益分享过程中，应该与传统中医药的传承人群体进行利益的分配。在这种情况下，具体的共同商定条件应该由国家制定的指导性准则规范。而中医药的传承人群体应该将所得的惠益，用于中医药传统知识的保护与可持续利用，因此，可以委托中国中医药领域的学会或协会等机构，代为执行。具体方式，也应该由国家明文规定，包括使用的方式方法、监督工具和公众参与程序，以保证惠益分享的公开透明。

　　但是，由于目前仍然没有相关的法律法规，故此，可以考虑在现有的知识产权制度内，进行适应性的调整，从而实现获取与惠益分享的目标。具体来说，应该以专利等知识产权形式进行青蒿素的排他性保护，并且在国际上进行专利申请，从而防止其他国家对于青蒿素传统知识的不当利用。特别应该在专利申请过程中，体现青蒿素传统知识的来源，通过披露来源，形成一种相关专利的标准方案从而为后续的获取与惠益分享制度奠定立法、司法和执法基础。

第3节　现有知识产权框架内的青蒿素

《名古屋议定书》中最大的一个遗憾可能就是对于类似青蒿素这样的传统知识缺乏有约束性的条款。这一问题肇始于2004年《生物多样性公约》第7次缔约方大会对于遗传资源与传统知识的谈判，当时无法明确指定传统知识的确切含义。但是在随后的谈判中，普遍接受应该以跨部门的方式用单独的段落来处理遗传资源相关传统知识，形成了一种共识，也就是"串联方式"。对于公开可获得的传统知识，例如中国的《本草纲目》和《黄帝内经》，发展中国家提出了相应的议案，针对两种情况，一种是传统知识不是从土著与地方社区获得，而是以口头或是文字记录等其他形式保存的，一种是传统知识的原始持有者无法确认，但是这些知识在某个特定的团体里代代相传。其实这些内容曾经列入过议定书的草案，但是在最后一天的不公开程序中，完全剔除了这些方面，仅仅在议定书的前言里含糊其词地提及了这样的情况。

然而，对于这样的一种情况，实际上《名古屋议定书》还是留下了足够的立法空间，许可在国内法的层面，建立此类传统知识的获取与惠益分享法律制度，而印度实际上已经如此操作了，虽然其结果不够理想，但是仍然值得中国相关立法的借鉴和反思。中国和印度在议定书的谈判过程中，始终强调获取与惠益分享议定书需要制定特别条款，或者在执行条款中，为可公开获得的传统知识的获取与惠益分享建立规范。

而"可公开获得"的这个术语实际上将那些在现在的各种媒体和期刊，包括学术期刊上出版的与遗传资源相关的传统知识，纳入获取与惠益分享制度规则的范畴之内，那么凡是相关的获益方，都需要遵照事先知情同意程序，并承担惠益分享义务。

由此可见，诸多生物来源的药物等专利都可能需要重新进行利益分配。因此，世界知识产权组织对相关进展尤为关注。因为发达国家及其代表并不希望在现有的知识产权框架内保护传统知识，特别是那些已经进入到公知领域的知识。本书简要介绍了青蒿素漫长而又曲折的通往世界之路，就可以看出，发现青蒿素到青蒿素走向世界，同样艰难且坎坷。

凭借着我国医药传统知识的优势与老一辈科研人员的刻苦钻研，我国的青蒿素类抗疟药研究一度走在世界前列，成为国人引以为豪的伟大成就之一。然而，尽管青蒿素是中国人所发现的，且其原料青蒿草等也只野生在中国，但从青蒿素获得最大利益的却不是中国人。据了解，全世界每年有4亿人感染疟疾，但在每年全球抗疟药约15亿美元的销售额中，中国仅获取不到1%，国内企业基本处于提供原料的产业链底端。青蒿素原料的利润与成品制剂相比，相差至少20倍。❶ 这不禁让我们唏嘘不已，为什么我们能够最先发现并发展青蒿素抗疟药物却不能在国际青蒿素抗疟药物市场里占有一席之地？

随着"文革"的结束，全国各种科技活动逐渐活跃，各种学术会议相继召开和学术期刊陆续恢复出版发行。为了抢在外国人前面发表论文来证明青蒿素为中国人所发现，我国科学家本着为国争光的心情，自1977年开始以协作组和个人名义相继在我国《科学通报》《中华医学杂志》（英文版）、《中国药理学报》《药学通报》上，报道了青蒿素的化学结构、抗疟作用的实验临床研究数据，青蒿素衍生物对伯氏疟原虫抗氯喹株的抗疟活性，涉及25个衍生物的抗鼠疟活性，青蒿琥酯的合成等。这样一来，就把我国从1967年开始，"523"抗疟药研究10多年来积累的大量科学数据和资料漏了底。所有这些，都引起了世界卫生组织（WHO）和国外有关机构的高度注意，不断跟踪搜集我国青蒿素的研究信息。

于是在1981年应WHO要求，在与我国合作的前提下，由联合国计划开发署与WHO疟疾化疗科学工作组（SWG-CHEMAL）主持，在北京召开了"青蒿素及其衍生物学术讨论会"。当时没有任何保密条款的保护，我方宣读了7篇论文，包括青蒿素的分离和结构测定、青蒿素及其衍生物的化学和合成、抗疟效价和作用机制、药物代谢和药代动力学、急性亚急性及特殊毒性实验和临床的研究。会间又进行了提问、解答、充分讨论和深入交流，会后论文和技术资料还允许WHO以丛书形式出版发行，把我国青蒿素及其衍生物的研究成果几乎"和盘托出"，向全世界亮了底。

两组论文的发表，对青蒿素及其衍生物的发现公开，带来了严重后果。1981

---

❶ 王博，刘桂明. 从青蒿素的教训和经验看专利在国际竞争中的作用 [J]. 中国发明与专利，2011（7）：42–45.

年，参加"青蒿素及其衍生物学术讨论会"的印度、英国等国专家回国后立即开始了青蒿素的引种栽培和药理研究。1982年，瑞士罗氏药厂合成了青蒿素，美国陆军华尔特里德研究院从本土出产青蒿中成功提取青蒿素，并测定了理化常数，准备发表。至此，我们的研究成果已经无密可保，甚至有被人抢走的危险，不可不谓教训惨痛。

其实从1980年12月开始，我国就与WHO进行了长达6年的合作，他们派美国FDA（美国食品药品监督管理局）专家检查我国相关制药厂，结果是不符合GMP规范（药品生产质量管理规范），青蒿素及其衍生物不得用于中国以外国家和地区，建议我们与国外合作，争取尽快完成药物国际注册，同时建设GMP车间备用。合作单位是美国陆军华尔特里德研究所，项目是合作研究青蒿琥酯，结果经三年的公函往来，争议不断，三方始终未能面议而宣告失败。1987年，WHO/TDR（热带病研究与训练署）又派员与我方协商开发蒿乙醚，谈判两年亦无结果。后来，我们才知道他们与我们的合作缺乏信心，而与荷兰ACF公司签订了协议。

这一时间，国际上研发青蒿素因得到中国的研究成果而进展甚为迅速，使得我国陷入十分尴尬的境地。一些设备先进的外国大药厂，利用我国药厂生产条件一时无法达到GMP条件而抢先注册，他们用低价购买我们的半成品或成品进行"加工""更换包装"，成为他们的品牌"产品"，以高于数倍、数十倍的价格在世界各地出售。

回到本书开头所提到的问题，为什么我们能够创造出青蒿素及其衍生物高效抗疟药的一流科研成果，却转眼就被西方企业抢走？总结起来主要有以下两方面的原因：

第一，我国的新药研究起步较晚，发达国家在20世纪七八十年代普遍建立了规范，对临床前药理、毒理研究、临床研究、工厂生产都有一套严格要求。而我国当时刚刚脱离长期封闭的状态，信息闭塞，不谙国际标准和相关规则，故对此并不知晓。1982年9月，我国想要提供国外临床试用药物和争取国际注册时，碰到了国际规则的难关。因为按照国际惯例，新药在国外注册前必须要有一个公认的法定机构派员对生产厂的生产条件和生产管理进行实地考察并做出评语，即所谓GMP检查。当年，美国FDA的检查员查看了国内多家制药厂制剂车间，没有一家符合药品GMP认证要求。因此我们国内生产的青蒿素类抗疟药在短期内根本无法投放到国际市场，从而痛失先机。

第二，在当时的社会环境下，我国尚未实行专利法及与国际接轨的药品管理规范，也没有对发明成果进行专利保护的意识。所以青蒿素这种原本具有如此重大经济价值的药物，未在任何国家和地区进行专利申请并获得专利保护。何况在那个年代里，把研究成果写成论文发表，为国争光是科技人员的唯一选择。但是到了国际上，由于我们公布了青蒿素和衍生物的化学结构，就失去它的发明专利权，人家就可以不买我们的账，一边与我们洽谈合作，另一边自己就干起来了。于是当时原本可以拥有完全自主知识产权，并且市场前景广阔的青蒿素药物就此变成了非专利药。

从青蒿素艰辛的发现历程以及由于保护意识淡薄而痛失专利的惨痛教训不难看出，专利保护尤其是基本药物的专利保护对开拓药物市场的极端重要性。通过专利保护自己的发明成果，是药品企业参与国际竞争的基础，是保障企业在国际市场上的优势，提升产品附加值，逐步扩大国内外市场份额的保证。青蒿素药物成为非专利药后，被西方国家竞相仿制，并纷纷进行后续研究。外国同类产品陆续问世并利用申请的专利占领了国际抗疟药物的大半市场，使得我国青蒿素及其衍生物开发者的权益受到极大损害，并使得我国的药厂在青蒿素药物国际市场拓展方面也变得举步维艰。

时至今日，我国的一些制药厂尽管已经实施了GMP生产管理，产品质量符合要求，但是这些国内企业的青蒿素类药品国际市场基础薄弱且得不到国际的广泛认可，无法在国际制药巨头所瓜分的该类药品市场中存有立足之地。因此在青蒿素的产业链上，我们仍然没有摆脱"中国制造"的地位，大多数生产青蒿素的中国企业，只能沦为瑞士诺华、法国赛诺非等跨国制药巨头的原材料提供者。现在又由于非洲引入黄花蒿的种植，我国几乎连原料基地都保不住了。由此可见，我国的青蒿素产业仍然没有摆脱被动受制于人的局面，这不能不说是从事青蒿素研究的科技人员和生产青蒿素的企业最大的遗憾。青蒿素通往国际之路的专利之痛以及背后的原因，值得我们每个人认真反思。

第4节 现有知识产权制度下的来源披露之公开诉求

建立一套获取与惠益分享制度的法律体系，一直是世界上拥有丰富的遗传资源及传统知识的国家努力的方向。对于中国和印度等历史大国，更盼望可以将已经公开的传统知识纳入到这种法律保护体系之中。然而，一个新的法律体系需要系统的论证，严密的推敲，大量的案例和漫长的过程。在这样的背景下，如何尽快实现生物多样性公约对于传统知识保护与可持续利用的目标，就成为一个现实的难题。一种被广泛建议的途径，就是在现有的知识产权体系内，纳入遗传资源及传统知识来源披露的要求，这样有利于实现获取的事先知情同意程序，和共同商定惠益分享的相关程序。

实际上，在我国最近的《专利法》修改中，已经将遗传资源的来源披露作为要求列入法律之中。根据2008年12月27日第十一届全国人民代表大会常务委员会第六次会议《关于修改〈中华人民共和国专利法〉的决定》第三次修正，2009年10月1日开始实施的中国《专利法》，对遗传资源来源的披露进行了具体的规定：

《专利法》第5条第2款规定：对违反法律、行政法规的规定获取或者利用遗传资源，并依赖该遗传资源完成的发明创造，不授予专利权。

《专利法》第26条第5款规定：依赖遗传资源完成的发明创造，申请人应当在专利申请文件中说明该遗传资源的直接来源和原始来源；申请人无法说明原始来源的，应当陈述理由。

在第3次修订中，遗传资源显然是一个重要的主题。如果某位专利申请人，没有按照中国的法律、行政法规来合法获取遗传资源，那么对于其依赖遗传资源所申请的发明创造，将不授予专利权。对于那些依赖合法取得的遗传资源或依赖国外的遗传资源完成的发明创造申请专利的，申请人应当说明该遗传资源的直接来源与原始来源。在随后颁布的《专利法实施细则》（2010）里进一步指出，这里的遗传资源是指取自人体、动物、植物或者微生物的含有遗传功能单位并具有实际或者潜在价值的材料。遗传功能单位是指生物体的基因或者具有遗传功能的DNA或者RNA片段。对于那些虽然使用了可称之为遗传资源的材料，但未利用其遗传功能的则不需要披露其来源。上述披露来源的材料可以在递交申请时同时提交，也可在实审阶段应审查员要求补交。具体来说，遗传资源的直接来源是指获取遗传资源的直接渠道，包括但不限于获取遗传资源的时间、地点、方式、提供者等信息；遗传资源的原始来源指遗传资源所属的生物体在原生环境中的采集地，包括但不限于采集遗传资源所属生物体的时间、地点、采集者等信息。无法说明原始来源的要陈述理由并在必要时给出充足证据，这就将无法披露来源的遗传资源的举证责任交给专利申请方，由他们给出必需的证据，从而杜绝消极地忽视这一遗传资源披露要求的申请行为。

然而，非常遗憾的是，这次专利法修订对于传统知识没有条文上的体现。实际上在讨论过程中，传统知识也一直是众矢之的，参与专利法修订的各方都意识到传统知识的重要性，但是由于在传统的知识产权体系中，对于传统知识是排斥的，所以部分人员坚持这一传统的习惯。对于支持传统知识纳入到来源披露的一方，也缺乏足够的证据和充分的论证，可以有效地推动传统知识的来源披露诉求。

在国际上，《生物多样性公约》在2002年的第6次缔约方大会上，要求世界知识产权组织进行一个"关于要求在专利申请时披露的信息符合世界知识产权组织管理的条约"的技术性研究。在随后的第7次缔约方大会上，再次邀请世界知识产权组织提供有关披露的信息，并要求一个更加具体的关于"知识产权申请时获取遗传资源与信息披露相互关系的问题"的报告。而到了2010年，《名古屋议定书》的讨论之中，共同主席为了努力平衡不同的观点，提出缔约方不需要在知识产权法律中做出实质性的改变，只需要知识产权申请者提供相关的国家获取与惠益分享许可证即可，而具体方式可以由各国自行决定。即便如此，发达国家和他们的企业还是不肯接受共同主席提出的这一条款，并认为是对知识产权机制不公正的干预行为。对于遗传资源尚且如此，对于传统知识尤甚。因此，传统知识的来源披露法律要求仍然有待时日。

故此，迫切需要对于传统知识进行来源披露的案例报告，以具体事例说明传统知识的来源披露对于公平公正地获取与惠益分享的重要性。本研究以青蒿素为例，通过梳理青蒿入药的历史，以及后续研究的过程，来分析对于青蒿素传统知识来源披露的要求如何有利于建立公平公正的惠益分享权利机制。

青蒿素入药最早见于马王堆三号墓出土的帛书《五十二病方》，其"[牝]痔"条云："青蒿者，荆名曰菣。"明确记述今湖南、湖北地区青蒿之古名。其后在《神农本草经》亦有收录，书中指出："草蒿，一名青蒿。" 其后各代医籍本草亦有记载，如《本草纲目》中，李时珍亦称青蒿治"疟疾寒热"。而青蒿抗疟则始见于一千多年前由制药化学先驱葛洪著的《肘后备急方》上，"青蒿一握，以水二升渍，绞取汁，尽服之"。

除了我国中医古籍对青蒿截疟有明确记载以外，民间早有将青蒿、研末、捣汁、水煎等方法治疗"打摆子"（疟疾俗称）的验方。1958年，江苏省高邮市农村曾有人用青蒿治疗疟疾，一句顺口溜"得了疟疾不用焦，服用红糖加青蒿"在当地广为流传。1969～1972年，他们用青蒿治疗了184名疟疾病人，获得80%以上的治愈率。20世纪五六十年代，江苏、湖南、广西、四川等地的医药刊物也有不少临床使用青蒿治疗疟疾的报道。

因此，在防治疟疾药物研究的"523"任务中，很大一部分工作是从发掘祖国医药学宝库入手，深入民间调查、就地采集中草药，经实验室粗提、药效筛选及安全性实验，进而临床进行试用观察。毋庸置疑，传统医药知识青蒿素的发现得益于中医药古方等民间传统医药知识的启示。

然而，结合现代科学技术对这些传统知识的再发现却没有为中国制药行业带来与之相匹配的经济效益、社会效益。青蒿素产业链从上游到下游的话语权旁落，基本上命不由己。在占总额80%以上的公立市场上，跨国医药集团诺华公司占50%左右，赛诺菲公司占20%左右，印度企业占20%，中国企业占不到10%。由于我国在制药方面起步较晚，新药生产技术方面根本无法与发达国家相比，所以国内许多制药企业在难以立足国际市场的情况下不得不将原料卖给有实力的跨国制药巨头以赚取蝇头小利。因此在整个中国青蒿素类抗疟药物产业链中，跨国公司的一举一动都关系着很多企业，甚至青蒿草种植农户的命运。2006年前后我国青蒿素价格曾经出现暴涨暴跌，使得国内很多青蒿素生产厂家损失巨大，陷入困局，更令青蒿草种植农户叫苦不迭。其最大的原因就在于诺华公司宣布所要收购的青蒿素原料远低于国内市场的供应量，而当供远大于求时，青蒿素原料价格暴跌，最后使得具有采购垄断权的诺华公司成了赢家。

类似这样的案例在世界范围内也是屡见不鲜。据《超越知识产权》❶ 一书中记载，有人估算得出1985年在发达国家出售的以植物为原料的药品价值高达430亿美元。然而，只有其中的极少部分（比1%还要少得多）返回原料所来自的社区。由于发展中国家很少或没有对传统知识予以系统的立法保护，于是，发展中国家只能眼睁睁地看着自己的传统知识被发达国家无偿拿走。例如，亚马孙流域众所周知的死藤水的药用功效就被美国科学家盗用，并曾非法成功申请专利（后经重审判定无效）。

那么问题就出来了，作为发展中国家，我们应该如何去保护这些传统知识？利用知识产权法律制度为传统知识申请专利保护是否可行？

事实上，知识产权法律制度在西方发达国家已经有两百余年的历史了，在近

---

❶ 周林. 超越知识产权：传统知识法律保护与可持续发展研究 [M]. 杭州：浙江大学出版社，2013.

代社会发展进程中鼓励发明创造、保护先进技术方面起到了重要作用。但是这毕竟是发达国家所制定并发展成熟的游戏规则，未必完全适用于发展中国家，因而在经济全球化的大背景下，发展中国家更多的是被动接受这套制度。现如今有许多包括发达国家在内的学者、法律专家指出，当今世界所谓的知识产权已经出现"异化"现象。原本知识产权保护的核心精神是尊重知识，其重点之一是对人，特别是那些从事知识创造的人的价值的尊重。然而，这个精神在一些发达国家那里逐渐被异化，对作者和发明人的尊重，变成了对大公司和大老板的尊重；知识产权保护变成了一些大公司要挟政府，对他们的产品输出国施加压力的筹码。这些大公司利用积累的资本，大肆收买知识产权，主要的知识财富从创作者之手转到了大公司那里。于是最后，保护知识产权就成了保护大公司、大老板。

利用知识产权，特别是专利制度，对传统知识的不正当使用，在现实中屡屡发生。例如，印度南部Kani部落内部拥有一种医疗知识，一种名叫Arogypaacha的植物可以用来克服紧张情绪和疲劳。三个部落人员泄露了该知识，印度热带植物园暨研究所的科学家们从Arogypaacha中提取了12种活性成分，制成了Jeevani等运动员药品，并申请了两项专利。印度制药公司Arya Vaida获得了技术使用许可，将公司草药制剂商业化。科学家们则分享了根据传统知识制造的草药的商业化所带来的利益。但是那个部落呢，他们无法获得与此相关的任何利益，甚至还不得不支付使用该草药所需的专利费用。这些事实也进一步证明了知识产权法律制度对保护传统知识的不适用性。❶

至于应该如何保护传统知识，这是一个涉及多方面因素的复杂问题，国际社会和一些组织也一直在为此努力。1992年在巴西召开的联合国环境与发展大会上，与会各国签署了涉及传统知识财产保护最重要的国际法律文件《生物多样性公约》。其中的第8条（j）要求每一缔约国尽可能并酌情："依照国家立法，尊重、保护和维持土著和地方社区体现传统生活方式而与生物多样性保护和持续利用相关的知识、创新和实践并促进其广泛应用，在该知识、创新和实践的拥有者认可和参与下并鼓励公平地分享利用该知识、创新和做法而获得的惠益。"而在2001年联合国粮农组织第三十一届大会通过了另一涉及传统知识财产保护的重要文件——《粮食和农业植物遗传资源国际公约》。该公约规定的农业遗传资源权

---

❶ 世界知识产权组织，知识产权与传统文化表现形式/民间文学艺术（系列丛书第2辑）。

也明确要求保护与粮食和农业植物遗传资源有关的传统知识。

但是传统知识在《生物多样性公约》中局限于"土著和地方社区体现传统生活方式而与生物多样性保护和持续利用相关",在《粮食和农业植物遗传资源国际公约》中则界定为"与粮食和农业植物遗传资源有关"。不过,传统知识的范围其实很宽广,关乎民众健康的传统医药知识、与民间文学艺术密切相关的文化传统,所以在国家立法保护传统知识时都应当加以考虑。

立法并有效保护传统知识,必然是一条漫长而曲折的道路。今后在发掘我国传统知识宝库的过程中,唯愿我们吸取教训,不要让青蒿素之痛的历史重演!

第4章

民族医药的获取——以景颇族为例

第1节　少数民族传统医药的特殊性

我国少数民族传统医药传统知识的特殊性体现在：①口头传承多，文字传承少；②纵向传承多，横向传播少；③信仰比例多，专职比例少；④巫术现象多，科学应用少；⑤鲜药用得多，成药用得少；⑥经验成分多，理论成分少。

具体情况分述如下：

1．口头传承多，文字传承少

如果说中医药最主要的核心传统知识已经是高度文献化的，那么我国少数民族传统医药知识大多数都没有被文字记录，而是在少数民族的聚居区以口口相传的方式传承发展。因此，相对中医药传统知识的知识产权保护探索，少数民族传统医药知识更迫切地需要进行本底调查，编目整理，系统分类。这就是少数民族传统医药知识的特殊性之一，也是在获取与惠益分享制度设计中，不得不特别考虑的方面。因为口头传承的传统知识，更可能随着传承人的去世而消失，也会因为传承人记忆的衰退或者回忆不全面而失传。因此，需要采取现代的数字化技术，以文字、音频、视频等多种形式，数字化地记录下来这些口头传承的少数民族传统医药知识。

2．纵向传承多，横向传播少

少数民族的传统医药知识在传承的过程中，倾向于"传男不传女，传内不传外"，因此父子传承或者家族内部是优先考虑的传承范围。只有在家族内部没有人愿意学，而外部有人正式拜师之后，再经过多年的考核，才逐步传授医药知识，甚至有所保留。这一方面将传承范围变得狭窄，另一方面容易造成重要传统医药知识的失传。同时，对于其他人或者商业化开发的横向传播，少数民族由于缺乏知识产权的保护意识和相关的能力，一般来说都比较消极，这就造成了横向传播的困难。

3. 信仰比例多，专职比例少

在比较突出的藏族医药、蒙古族医药、维吾尔族医药和傣族医药中，寺院几乎都扮演了一个关键性的角色。在历史上，这些民族普遍有宗教信仰，并且寺院是各种知识的主要传承场所和方式。因此，迄今为止，这些民族的传统医药知识仍然有不少保留在寺院体系之中，而少数民族同胞也乐于相信这样的寺院所进行的医疗行为。在没有寺院的一些少数民族中，经常是以某些特殊的宗教性人物，同时担任社区的医生职务，例如哈尼族中的莫批❶、彝族的毕摩、纳西族的东巴❷，他们在履行医生的治病救人过程中，经常辅助以信仰的层面。值得注意的是，在这些情况下，少数民族医生多数不是专职人员，而是由他们兼任的。

4. 巫术现象多，科学应用少

在一些少数民族的医疗过程中，普遍存在使用口功等巫术行为的特征。其实，在中国不少地区的医师与巫师之间，并没有明确的差异，经常是医巫同体。而且，当地人和他们自己也认为，没有巫术的医生不是好医生，没有医术的巫师不是好巫师。本书作者在广西的调查中，东山瑶族的一个案例显示，一个医巫同体的著名人士，将他的医术和巫术分别传给了他的两个儿子，结果虽然他们都学会了，但是都不够灵验。他们的情况就展示了医巫分家的过程。虽然巫术对于医疗效果仍然有争议，但是由于这是少数民族传统医药中的事实，所以需要认真严肃的对待，不能简单粗暴地以科学和进步为名，抹杀这个客观存在。

---

❶ 黄绍文.咪谷与莫批：引领哈尼族社区的和谐使者 [J]. 红河学院学报，2007（6）：9-14.
❷ 王薇.彝族"毕摩"与纳西族"东巴"的比较研究 [J]. 贵州民族研究，2005（6）：128-134.

5. 鲜药用得多，成药用得少

在少数民族的传统医生用药中，经常是现用现采，因此鲜药比例高。这些传统医生经常在自己的家庭院落里种植常用药。笔者在纳西族传统医生的宅院里，亲眼看见他们种植的300多种纳西族常用草药。这一方面方便了病人，也方便了医生；另一方面，也促进了传统医生对于药物的种植传统知识。相对传统中药而言，大多数少数民族医药的成药比例低，部分采用的成药，也往往是从中药中借鉴而来。但是藏医是一个特别的例外，藏药的炮制和加工，本身就是一个非常独特的过程，虽然藏医也使用鲜药，但是他们使用的矿物药比例较高。

6. 经验成分多，理论成分少

在少数民族传统医药知识中，很多都是口耳相传的经验性用药知识，采用对症下药的策略，经常采用单味药物。这不同于中医药，中医药通常拥有比较完整系统的医药理论体系，以多种药物进行复合配方。在少数民族传统医药的调查过程中，经常发现用药者只是知道某种疾病需要用某种药物，以及如何治疗，至于为什么，他们未必有严格的系统理论，而是大略有一种经验性的认识。缺乏理论，也是少数民族医药发展的一个瓶颈。值得注意的是，部分少数民族医药通过借鉴中医药的理论，结合各自的民族文化，已经有进行理论总结概括的趋势。然而这一发展受到执业医师资格限制，以及现代医药的冲击，目前很难取得突破性进展。

鉴于上述少数民族医药传统知识的特殊性，对于其获取与惠益分享就需要因地制宜、因势利导地进行，而不能简单地采用中医药传统知识的获取与惠益分享模式。需要根据少数民族传统医药知识的特殊性，创造性地开发出一套行之有效的获取方式，并根据实际的传统知识存在形态和保护需要，设计出适合其现实的惠益分享方式。故此，本章节以景颇族的传统医药知识的调查为案例，分析少数民族传统医药知识的适当获取方式，并根据景颇族传统医药知识持有方情况，尝试以具体案例为基础探讨惠益分享的可行性。

景颇族是我国人口较少的民族之一，景颇族传统医药是极具特色的中国少数民族传统医药，而已有的研究报道非常有限。因此，本章以云南省德宏傣族景颇族自治州陇川县景颇族医药传统知识的调查与研究为基础，介绍少数民族传统医药知识的获取途径，已经根据其传承人对传统知识的持有方式，探索惠益分享的可行性，从而为其他少数民族医药传统知识的传承、保护和发展提供借鉴。

在研究方法上，本章基于文化人类学和民族生态学的多学科视角，采用收集文献资料、关键人物访谈、参与观察（见下文第3节3.4）、标本制作与分类鉴定等研究方法，实地深入全国景颇族人口分布最多的德宏州陇川县进行多次田野调查，并且以获取与惠益分享制度作为问题引导，分析景颇族传统医药知识的现状与变化，从而实现景颇族传统医药知识的保护与可持续利用。

本章基于实地调研，从景颇族传统医生的传承与发展现状，传统医生关于利用动植物的医药传统知识，以及景颇族传统医药惠益分享中可行性案例的三个方面入手，整体和系统地对景颇族医药传统知识的传承和发展现状进行分析和研究。

第2节　景颇族医药传统知识概况

1. 景颇族医药的价值

景颇族医药具有医疗保健服务价值。虽然在世界各地现代医学都逐渐取代传统医药，占据了主导地位，但是传统医药并没有消失，反而因为社区群众的认可，副作用较小、方便、廉价等特点，成为重要的替代医药，其医学价值也得到越来越多的公认。例如民族医药对药物的认知和炮制加工方法可以为现代医药研发新药物提供原始材料和方法；景颇族聚居在我国边疆地区，景颇族医药为该地区的各个少数民族群众提供及时、有效的医疗服务；部分民族医药在解决一些西医无法解决的疑难病症上有较好效果，起着替代医学的作用，是对公共卫生资源的有效补充和完善 ❶。

景颇族医药具有现实的和潜在的经济价值。景颇族传统医生就近、就地地利用本地生物资源解决医疗卫生问题，减轻了社区群众的经济负担。从新药开发的角度，如果能够通过合理开发利用景颇族医药，不仅能为景颇族所在地区创造出巨大的经济价值，甚至能够成为该地区的支柱产业之一。

景颇族医药还具有民族文化价值。景颇族医药知识涉及他们的宗教信仰、神话

---

❶ 薛达元.民族地区医药传统知识传承与惠益分享 [M].北京：中国环境科学出版社，2009：1-205.

传说等文化元素，包含人类对疾病与自然关系的朴素认识，是景颇族的世界观不可或缺的部分。同时，景颇族医药知识与景颇族群众的日常生活密不可分，他们的日常饮食、生活习惯、节令活动都直接或者间接与民族医药活动有关。例如景颇族喜欢将药物浸泡在酒中，而酒是他们日程生活和节庆活动必不可少的元素，与此同时，景颇族很多食物也有药用功能，是药食两用的。从传统文化保护的角度来看，民族医药是其民族文化中核心部分之一，保护民族医药也同时是在保护民族传统文化。❶

目前学术界对国内少数民族医药传统知识的关注主要集中在藏族、蒙古族和维吾尔族医药上，以及少数纳入到国家级非物质文化遗产保护范畴的少数民族医药。对于云南省德宏州的人口较少民族的民族医药研究方面，赵荣华、郑进在对德昂族医药进行介绍中提到云南省德宏州卫生局1990年编撰的《德昂族药集》中，共收集了德昂族常用的植物药102种、动物药3种，并附单方、验方40个，并重点介绍疗效独特的民族用药经验以及德昂族民间医生诊治疾病的方法和他们用药的炮制方法。❷何开仁也撰文对阿昌族医药的医药发展历史、特色疗法及常用药物的现状做了概括性的回顾总结 ❸。龙鳞对傈僳族的医药文化习俗、民间用药、发展傈僳族医药的对策与建议做了一些阐述❹。景颇族医药不仅与人口较多，医药理论体系也较为完善的藏、蒙、维、傣等几大医药的研究不能相比，而且与同在德宏州的其他少数民族传统医药研究相比，也属于调查研究比较少的。

2. 景颇族医药特征

我国的景颇族大多聚居在云南西部海拔1 500～2 000m的山区。山区气候温和，雨量充沛，土壤肥沃，到处树木葱茏，蕴藏着丰富的药材资源。景颇族人民在长期与疾病斗争的过程中，利用山区丰富的动植物和矿物资源，创造和积累了许多识药采药的丰富经验和确有疗效的单、验方及具有本民族特色的疗法，创建了独特的景颇族民间医药，出现了一批具有丰富诊疗经验的景颇族民间医生，并以口头文学方式流传至今。由于生存环境的影响，长期处于半封闭状态的景颇族

---

❶ 薛达元.民族地区医药传统知识传承与惠益分享 [M].北京：中国环境科学出版社，2009：1-205.

❷ 赵荣华，郑进. 南国医林中的一株奇花——云南德昂族医药简介 [J]. 云南中医学院学报，2008（6）：79.

❸ 杨镶，曹惠芳.云南省民族医药发展概况 [G] // 民族医药发展论坛论文集，2010：21-23.

❹ 龙鳞.傈僳族医药文化 [J]. 中国民族民间医药杂志，2010（1）：10-11.

社会经济生活的各方面发展都相对滞后，但另一方面这也为景颇族医药提供了独立的发展空间，使其能够保持一定的民族性和地域性。[1]

　　景颇族医药中一个重要特征是动物药占据了相对较高的比例。虽然人类利用动物治疗疾病已经有上千年的历史，并且具有广泛的地理分布，但是我国传统医药仍然是药用植物为主，大多数的传统药物书籍多以本草命名，由此可见一斑。实际上，药用动物在很多国家的社区医疗和宗教仪式中都有重要的作用。[2]药用动物在我国的使用历史悠久、种类繁多。远在战国时期《山海经》的"五藏山经"（公元前400～公元前250年）中就有关于药用动物麝、鹿、犀、熊、牛的记载。我国最早的中药学典籍《神农本草经》就收载动物药65种（占该书365种药物的17.8%）；世界首部国家药典——唐代的《新修本草》将动物药增至128种；明代《本草纲目》记载动物药461种（占该书药物总数的24.4%）；清代《本草纲目拾遗》又收载动物药160种[3]。而且历史上各少数民族也都有自己防病治病的方法和药物。藏医《四部医典》中记载动物药80种，《蒙医正典》记载动物药137种，其中有以野猪粪、狼舌、雕粪、孔雀尾入药者，与汉族用药有明显的不同。此外，还存在许多独特的民间动物药的单、验方[4]。目前国际上关于动物药的研究方兴未艾，例如，Mahawar等对印度不同地区的药用动物使用情况做了比较[5]，Solavan等对印度泰米尔纳德邦9个部落使用的传统药用动物调查，表明其中有16种动物用于治疗17种疾病[6]，Lohani对尼泊尔中部塔芒人与动物关系研究中对具有药用价值的家养和野生动物做了记录[7]，Benitez对西班牙格拉纳达药用和宗教用途动物的研究中涉及对26种药用动物名称、使用部位、治疗疾病、制备部位的研究[8]等。但相

❶ 艾健，庞应富，王志红. 民族医药可持续发展的几点思考 [J]. 云南中医学院学报，2009，32（4）：30-32.

❷ SOLAVAN A，PAULMURUGAN R，WILSANAND V，et al. 2004，Traditional therapeutic uses of animals among tribal population of Tamil Nadu. Indian Journal of Traditional Knowledge，3（2）：198-205.

❸ 李顺才. 中国动物药与药用动物概述 [J]. 生物学教学，2003，28（1）：7-9.

❹ 迟程. 动物药潜在资源的开发和利用 [J]. 成都中医学院学报，1989，12（4）：39-41.

❺ MAHAWAR M M，JAROLI D P. 2006，Animals and their products utilized as medicines by the inhabitant the Ranthambore National park. Journal of Ethnobiology and Ethnomedicine，6（2）：46-51.

❻ SOLAVAN A，PAULMURUGAN R，WILSANAND V，et al. 2004，Traditional therapeutic uses of animals among tribal population of Tamil Nadu. Indian Journal of Traditional Knowledge，3（2）：198-205.

❼ LOHANI U. 2010，Man-animal relationships in Central Nepal. Journal of Ethnobiology and Ethnomedicine，6（1）：31-41.

❽ BENITEZ G. 2011，Animals used for medicinal and magico-religious purposes in western Granada Province，Andalusia（Spain）. Journal of Ethnopharmacology，137（3）：1113-1123.

比植物药，动物药的研究仍然相对较少甚至被忽视 ❶。

即便是对于植物药，世界范围内对植物进行生物学活性和药物化学评估的数量占植物总数的比例还不到6%和15% ❷。从生物资源利用的角度来看，医药知识无疑是继农业知识外，人类利用生物资源的最重要的方面之一。据不完全统计，目前全世界已知的药用植物达24 800余种；我国有药用植物12 000余种，其中近危药用植物多达500～3 000种，濒危药用植物为900余种 ❸。

1977年景颇族胡蜂酒被推荐上了《中华人民共和国药典》（1977年版），这是第一个被列入国家药典的景颇族药品。景颇族的医药传统知识也逐渐为人们所开发和利用。景颇族腹泻丸也收载于《云南省药品标准》（1994）内。德宏州医疗集团中医院2007年申报的民族药院内制剂研发项目景颇药"摩瓦什散"得到云南省卫生厅批准，现已成为中医院风湿病专科用药 ❹。但由于景颇族历史上长期没有本民族的文字，传统的医药知识通过口耳相传延续至今。景颇族有医疗技术和药物实践经验，但无文字史料记载。因而按照之前学者的严格划分，景颇族医药应该属于民间医药范畴 ❺。

3. 既有景颇族医药传统知识的研究

在新中国成立之前，从来没有对于景颇族的医药进行过系统的收集整理工作。直到20世纪末期，德宏州开展了民族药调查，并编辑出版了一批民族药专著。其中涉及景颇族医药的包括：由州药检所主编的《景颇族药》1980年载于《德宏医药》总第2期（景颇族药专辑）；由州药检所和瑞丽市民族医院专业技术人员编辑的《景颇族药》（1983年油印本）；由州药检所主编的《德宏民族药志》（1983年内部版）。1990年德宏民族出版社出版的《德宏民族药名录》，包括有汉文，正名、别名、学名及5种少数民族药名的音译或意译对照。

省内外医药丛书约稿、出版的景颇族医药书籍。主要有：由山西科学技术出版

---

❶ ALVES R R，ROSA I L. 2005，Why study the use of animal products in traditional medicines?. Journal of Ethnobiology and Ethnomedicine，1（1）：5–9.

❷ VERPOORTE R. 2000，5 Pharmacognosy in the new millennium： lead–finding and biotechnology. Journal of Pharmacy and Pharmacology，2：253–262.

❸ 张志义.浅谈民族药资源的开发与保护 [J]. 中国民族民间医药，2011（13）：1–2.

❹ 何开仁.景颇族医药的历史现状与发展 [J]. 中国民族医药杂志，2009（10）：6–7.

❺ 李志勇、李彦文，庞宗然.民族药特色与研究 [J]. 南京中医药大学学报，2011，27（5）：411–413.
诸国本.民族医学——中国少数民族的传统医学 [J]. 中国民族医药杂志，2006（3）：1–4.

社出版的《中国民族民间秘方大全》（1992），收载景颇医52方。这些秘方分别选自《景颇药》第1、2集、《德宏民族药志》，还有少部分新入编的民间方。由山西科学技术出版社出版的《中国民族民间药物外治大全》（1997），收载德宏州景颇医1方。由山西科学技术出版社出版的《中国民族药食大全》（1994），收载德宏州景颇医民间食疗13方。由兰州医院、北京医科大学主编的《中国少数民族传统医药全书》，对景颇医史、药物资源、采集加工及剂型、疾病分类、诊治方法等方面作了介绍[1]。

此外，目前与景颇族传统医药知识相关的文献研究相对较少，并且集中于21世纪。何开仁于2009年发表于《中国民族医药杂志》的景颇族医药的历史现状与发展；杨梅、郑进于2007年发表于《云南中医学院学报》的民族医药"富矿"中的一颗明珠——景颇族医药简介；以及中科院昆明植物研究所胡华斌2006年的博士论文《云南德宏景颇族传统生态知识的民族植物学研究》。龚济达等人2012年发表于《云南农业大学学报》（自然科学版）的《云南省陇川县景颇族药用动物传统知识现状》[2]，成功等人于2013年发表于《云南农业大学学报》（自然科学版）的《云南省陇川县景颇族药用植物传统知识现状》和《云南省陇川县景颇族传统医生的现状分析》[3]。前两篇文献的主要内容均是对景颇族传统医药知识的历史性回顾和简单的介绍，较少涉及景颇族传统医药目前的传承与发展状况，胡华斌的博士论文也仅从民族植物学角度出发分析了该民族传统生态知识的特征、价值和当前面临的问题，并非专门针对传统医药进行研究[4]。而龚济达等人（2012）的研究与成功等人（2013）的研究都是以获取与惠益分享制度为导向的，因此本书部分采用了其研究成果，并进一步结合最新的研究动态，特别关注了景颇族传统医药体系中，医生与药物知识之间的持有关系，而这种关系是进一步实现获取的授权，惠益分享的受益所必需的。

---

[1] 李维蓉. 德宏州卫生志 [M]. 昆明：云南大学出版社，2009.

[2] 龚济达，成功，薛达元，郭云胶，杨京彪. 云南省陇川县景颇族药用动物传统知识现状 [J]. 云南农业大学学报：自然科学，2012（3）：308-314.

[3] 成功，龚济达，薛达元，郭云胶，刘春晖. 云南省陇川县景颇族传统医生的现状分析 [J]. 云南农业大学学报：自然科学，2013（2）：151-156.

成功，龚济达，薛达元，刘春晖，戴蓉. 云南省陇川县景颇族药用植物传统知识现状 [J]. 云南农业大学学报：自然科学，2013（1）：1-8.

[4] 何开仁. 景颇族医药的历史现状与发展 [J]. 中国民族医药杂志，2009（10）：6-7.

杨梅，郑进. 民族医药"富矿"中的一颗明珠——景颇族医药简介 [J]. 云南中医学院学报，2007，30（6）：3.

胡华斌. 云南德宏景颇族传统生态知识的民族植物学研究 [M]. 昆明：中国科学院昆明植物研究所，2006.

总体来讲，在本章节所属的研究项目启动之前，并未对景颇族的医药知识进行系统的挖掘和研究，存在民族医药家底不清，情况不明的状况，特别是仅仅关注了药物知识，而没有关注传统医生，忽视了作为传统知识持有方的民间医生。鉴于大范围的普查或调查是民族医药研究的基础❶，所以本章节所属的研究项目将景颇族的传统医药知识作为试点，开展代表性区域的普查性工作，形成具有典型性的调研方法，以供其他民族医药调查采用。

实际上，由于种种原因，当地政府对民族医药的重视不够，景颇族民间医药与其他少数民族医药一样，单、验方和特色诊疗技术得不到传承，随着景颇族老医生的去世及执业医师资格准入受限❷，很多景颇族民间医生已经不再从业了，民间从业的景颇族医生也在逐渐减少，景颇族的单、验方和特色诊疗技术已处于濒临失传的现状。

历史资料表明1988年，德宏州内有景颇族民间医生34人，但2009年德宏州境内仅瑞丽市人民医院有1名景颇族医生在从业，民间已很少有景颇族医生在从业，景颇族的单、验方和特色诊疗技术已处于濒临失传的现状❸。目前云南省甚至全国民族医药研究中对景颇族这样的人口较少民族的研究相对较少❹。而且在2010年版《药典》中景颇族胡蜂酒是除四大少数民族药（藏药、蒙药、维药与傣药）之外唯一被列入《中华人民共和国药典》的民族药❺。虽然在《中国少数民族传统医药大系》中介绍景颇族药用动物种类约有20种，但并未提及具体物种以及药用部位等其他信息❻。而且作为境外景颇族聚居地的缅甸克钦邦因为种种原因也缺乏医药相关传统知识的系统研究，近年泛克钦发展协会（PKDS）开展一些项目对当地的25种药用植物进行简要记录和分类，并有4种植物已经生产用于疾病的治疗。❼

❶ 赵富伟，薛达元. 中国民族医药传承危机研究 [J]. 中央民族大学学报：自然科学版，2008，17（S1）：15–21.

❷ 杨镔，曹惠芳. 云南省民族医药发展概况 [G] // 民族医药发展论坛论文集，2010：21–23.

❸ 何开仁. 景颇族医药的历史现状与发展 [J]. 中国民族医药杂志，2009（10）：6–7.

❹ 杨镔，曹惠芳. 云南省民族医药发展概况 [G] // 民族医药发展论坛论文集，2010：21–23.

❺ 杨梅，郑进. 民族医药"富矿"中的一颗明珠——景颇族医药简介 [J]. 云南中医学院学报，2007，30（6）：3.

❻ 奇玲，罗达尚. 中国少数民族传统医药大系 [M]. 赤峰：内蒙古科学技术出版社，2000：1373–1378.

❼ Burma Environmental Working Group. 2009. Accessible-Alternatives: Ethnic Communities' Contribution to Social Development and Environmental Conservation in Burma. Wanida Press, Chiang Mai, Thailand. p. 33–44.

第3节 获取调查方法

1. 研究地区概况

德宏傣族景颇族自治州地处祖国西南边陲，东经97° 31′ ~ 98° 43′，北纬23° 50′ ~ 25° 20′，是云南省8个少数民族自治州之一。其东和东北与保山地区的龙陵、腾冲两县相邻，南、西和西北与缅甸联邦接壤，全州国境线长达503.8km。全州总面积11 526km²，东西最大横距122km²，南北最大纵距170km❶。

德宏州为南亚热带季风气候，其气候特点是：冬无严寒，夏无酷暑；雨量充沛，干湿分明；年温差小，日温差大；日照充足；年降雨量1 400 ~ 1 700mm，5 ~ 10月份降雨量占全年总降雨量的86% ~ 92%；年平均气温18.4 ~ 20℃；最高气温38.8℃；最低气温-2.1℃；无霜期年平均280d左右；年日照2 281 ~ 2 453h；年积温6 400 ~ 7 300℃；年陆地蒸发量在1 400 ~ 1 900mm，干旱指数在0.4 ~ 1.2。

截至2010年德宏州总人口为1 211 440人，其中汉族人口为629 147人，占总人口的51.93%；各少数民族人口为582 293人，占总人口的48.07%。其中，傣族人口为349 840人，占总人口的28.88%；景颇族人口为134 373人，占总人口的11.09%；傈僳族人口为31 530人，占总人口的2.60%；阿昌族人口为30 389人，占总人口的2.51%；德昂族人口为14 436人，占总人口的1.19%。其他少数民族人口21 725人，占总人口1.79%。❷

总体来讲，德宏州的傣族、景颇族、傈僳族、阿昌族和德昂族呈现聚居特征，即每个民族都有核心的聚居区，在聚居区内，普遍以该民族的传统语言为主要交流语言。但是各个民族之间存在广泛的交流和联系，在传统医药领域，很多药物被多个民族使用，但用法用途可能有差异。这样的人口区域格局有利于在交流中发展民族传统医药知识。

---

❶ 德宏州人民政府. 德宏傣族景颇族自治州经济社会发展概况（2008年）[EB/OL]. http：//www.dh.gov.cn/dhzrmzfgzxxw/3963735020085968896/20091019/243021.html. [2009–10–19].

❷ 德宏州统计局. 2010年德宏州第六次全国人口普查主要数据公报[EB/OL]. http：//www.dh.gov.cn/dhzrmzfgzxxw/3973028092363931648/20110530/291324.html，[2014–10–22].

2．景颇族概况

总体而言，景颇族是一个跨境而居的山地森林民族，主要分布在我国云南省德宏州、缅甸北部的克钦邦和印度的阿萨姆邦等地区。我国的景颇族主要分布于云南省德宏傣族景颇族自治州的芒市、瑞丽、陇川、盈江和梁河等地的山区地段；在怒江傈僳族自治州的片马、古浪、岗房，临沧地区的耿马傣族自治县，以及思茅地区的澜沧县等地，也有少数景颇族散居。根据2010年第六次全国人口普查统计，德宏州的景颇族人口数为134 373人 ❶。景颇族主要有5个支系，即景颇、载瓦、勒期、浪峨（浪速）、波拉。景颇族主要使用景颇语，属汉藏语系藏缅语族景颇语支；载瓦语、勒期语、浪峨语、波拉语则属汉藏语系藏缅语族缅语支。景颇族有以拉丁字母为基础的拼音文字——景颇文 ❷。

景颇族被视为从外地迁徙而来的氐羌部落后裔。根据历史传说和汉文史籍记载，景颇族先民最早生活在康藏高原南部，后来逐渐往南迁徙，越过澜沧江、怒江，翻越高黎贡山，进入云南及缅甸北部交界地区，一部分向西迁到今缅甸孙布拉蚌、胡康河谷一带，一部分向西北迁到印度阿萨姆邦，另一部分向南迁徙到我国德宏地区和缅甸掸邦北部一带，形成了今天我国景颇族、缅甸景颇族、印度景颇族的分布状况。因此，景颇族是一个跨界民族。

景颇族群众过去普遍信仰万物有灵的原始宗教，禁忌很多。近几十年来有少部分群众信仰基督教。大巫师和一般巫师除祭鬼外，还给人看病，能记诵本民族的创世纪、史诗、历史传说和大量民间故事。祭祀活动有祭官庙、吃新谷、献谷堆、叫谷魂等，大多与农业生产有关。遇婚丧、疾病、械斗等都要杀牛祭鬼。最大的祭祀活动现已发展成为景颇族一年一度的节日——目瑙纵歌节。

3．获取的内容与方法

根据德宏州的地理情况和景颇族的民族特征，对于景颇族传统医药知识的获取需要关注3个方面的内容：①如何识别并确认景颇族传统医生，包括对其现状的调查；②景颇族传统医药知识包括哪些内容，具有怎样的独特性；③景颇族传统医生对药物的认知，从而为进一步的惠益分享奠定主体划分基础。

---

❶ http：//www.dh.gov.cn/dhzrmzfgzxxw/3973028092363931648/20110530/291324.html. [2011–05–30].
❷ 祁德川.景颇族风情 [M]. 呼和浩特：远方出版社，2002：6–13.

3.1 景颇族传统医生的传承发展现状

由于传统医生的概念模糊，在既往的调查研究中，并不能明确定义何为传统医生，所以有可能不同的研究人员在使用这一术语时适用的对象不同，甚至同一研究人员在不同的研究中采用的标准也有差异。故此，明确定义传统医生，成为获取调查的概念性重点。本章节通过一个描述性定义，将我国的传统医生定义为：进行有报酬的医疗服务；当地人普遍接受其医疗实践；拥有医疗常用药物（通过种植、储存等方式）。符合这3个标准的景颇族民间医生，即为本次调查确认的民族传统医生。

基于上述民族传统医生的定义，寻找德宏州陇川县景颇族医药传统知识的主要传承人——景颇族传统医生，并对他们的具体情况进行全面的普查，进而研究景颇族医药传统知识传承现状并对知识传承中存在的问题和影响因素进行分析。然后才可以根据研究结果，对景颇族医药传统知识的传承和保护进行探讨。

3.2 景颇族药物传统知识现状

获取的第一步是识别并接触景颇族传统医生，获取的第二步是询问相关的传统知识，具体来说是对景颇族医药传统知识的认识对象——景颇族民间医药用动植物（包括利用种类、利用部分、利用方法等）以及相关传统知识进行记录研究，分析景颇族药物传统知识的变化趋势，探讨影响景颇族药物利用的因素并对其保护和可持续利用提出建议。

对于景颇族传统医药知识的确认，才可以作为一种技术方案被后续开发利用，造福人类，同时实现惠益分享，对提供这些传统知识的景颇族医生群体进行反馈。

3.3 景颇族传统医生与药物的相互关系

对景颇族传统医生的认识，对景颇族传统药物知识的调查，都不足以明确传统知识的持有方对于传统知识的权利，故此必须进行医生与药物知识之间的关系分析，并基于这种独特的认知体系，证明这种传统知识必须以口传形式，在不断的应用中积累经验，从而得到发展，故此明确医生与药物的关系就至为关键。

3.4 研究方法

（1）文献综述。

文献研究即通过查阅各种文献资料收集景颇族及景颇族医药相关信息。在实地调查前查阅民族志、民族学相关研究成果，了解景颇族的人口分布、聚居区自然条件、宗教信仰、语言文字等，重点收集景颇族医药相关研究历史、现状及趋势的资料。实地调查期间则通过对德宏州卫生局、德宏州民族医药研究所等相关部门的走访和了解，收集获取相关资料和数据。实地调查之后则主要查阅和研究景颇医药开发、保护以及获取与惠益分享进展等相关的文献资料。

（2）实地研究。

在实地调查过程中主要采用文化人类学和民族生物学等学科的一些调查方法。

定额取样法：通过从当地卫生局获悉的景颇医名单，对陇川县境内的景颇族传统医生进行访谈。从卫生局到各乡、镇卫生院再到具体的村卫生所，与研究区域内口耳相传的能参与研究的景颇族传统医生已经建立了良好的关系，有一定合作基础。在卫生局、卫生院的介绍和推荐下，通过面对面的访谈与这些确有专长的传统医生了解景颇医药传承、利用及景颇医传统特色疗法等方面的信息，具体包括：景颇医行医现状、医药传统知识的传承状况、对药物的认识、治疗疾病的种类和方法等内容。

偶遇取样法：到景颇族聚居的社区，对偶然遇到当地群众进行采访，询问当地医疗现状，社区中传统医生治疗疾病的情况及其水平高低的情况，并了解一些当地人关于传统医药的传说以及妇女可能掌握的医药相关传统知识的情况。同时也可以对文献研究及典型取样法中所得到的信息进行交叉检验和互相印证。

非结构式访谈：调查中采用半结构式的访谈，在这种访谈中，事先列出要探讨和研究的问题，在访谈中仍然保持一种开放的方式（事先并不硬性规定语言表述方式，也不确定提问的顺序），围绕与研究课题密切相关的问题提问。

参与观察：对于需要重点研究的景颇医，研究者跟随他们出诊、采药，深入了解其医疗以及文化的具体实践活动。随时随地注意观察景颇医及其社区中其他群众与医疗活动有关的生活方式、行为、礼节，以及心理状态、人际关系等文化事项。同时，参与观察收集的资料可与非结构访谈法和偶遇取样法等获得的资料进行进一步的交叉检验、互相印证。

记录方法：主要利用照相机拍摄调查对象所使用的药材及其生境等信息，同时记录照相的时间、地点、内容等信息。访谈以及识别药材时，用录音笔记录谈话内容。访谈结束后，整理录音，记录录音时间、地点、内容、被录音者的姓名及身份等信息。以问答体形式记录调查对象的谈话，及调查者自己对一些事物的看法和印象，等等。在记录前都征得当事人的同意。

最后运用数理统计方法分析调查所得资料中相应的数量关系。

第4节 景颇族传统医药传承人现状研究

中药传统知识调查是本次普查的主要任务之一，调查内容涵盖中药、民族药和民间药的理论与应用。而中医药传统知识的知识产权保护，是中医药发展，特别是国际化的重要步骤[1]。只有有效保护我国的中医药传统知识，才能在传统医药的国际竞争之中把握先机，维护民族与国家利益。而保护的前提之一就需要对中药传统知识通过标准化的调查方法，建立专业化的数据库。

在《生物多样性公约》的框架内，通过对遗传资源及相关传统知识的获取与惠益分享研究[2]，特别是在传统知识领域进行的田野调查，已经对传统知识调查技术方法进行了初步探索[3]。本章节结合景颇族医药的具体情况，进行了适应性的调整，从而为实现中药传统知识与中药基原生物资源的保护与可持续发展形成了可行的调查方案，并且充分考虑到知识产权的要求，力求与国际的知识产权发展协调一致，尽快实现中医药传统知识保护的国际化。

传统医药知识的获取，首先就是接近传统医生，而谁才是传统医生，在不同的文献中有不同的标准，在实际操作中，也因人而异，故此进行相关的调查缺乏统一的标准，本章节尝试建立一种在惠益分享目标下，调查过程中可操作的具体标准，从而区分调查对象是否是民族传统医生。基于已有的调查报道和具体实践经验，本章节提出民族传统医生的田野调查操作标准：进行有报酬的医疗服务；当地人普遍接受其医疗实践；拥有医疗常用药物（通过种植、储存等方式）。符合这3个标准的景颇族民间医生，即为调查确认的民族传统医生[4]。以下分析所用数

---

[1] 田晓玲.论中国传统知识的保护——以传统医药为例 [J]. 西南民族大学学报：人文社科版，2008，29（11）：234–238.

张小勇.遗传资源的获取和惠益分享与知识产权 [M]. 北京：知识产权出版社，2007：231–311.

李发耀.多维视野下的传统知识保护机制实证研究 [M]. 北京：知识产权出版社，2008：5–38.

[2] 薛达元.遗传资源获取与惠益分享：背景、进展与挑战 [J]. 生物多样性，2007，15（5）：563–568.

[3] 成功，龚济达，薛达元，刘春晖，戴蓉.云南省陇川县景颇族药用植物传统知识现状 [J]. 云南农业大学学报：自然科学，2013（1）：1–8.

[4] 成功，龚济达，薛达元，郭云胶，刘春晖.云南省陇川县景颇族传统医生的现状分析 [J]. 云南农业大学学报：自然科学，2013（2）：151–156.

据均是基于研究确认的景颇族传统医生进行访谈得到的第一手资料。

景颇族医药传统知识主要由其传统医生掌握，因而作为传统知识持有者和传承人的传统医生现状在一定程度反映出景颇族医药传统知识的发展和传承。故此通过调查了解景颇族传统医生的现状和传承情况，以便保护并实现民族传统医药的可持续发展。由于我国1/4以上的景颇族聚居于云南省陇川县，而且陇川县也是景颇族传统文化保留比较良好的区域，故此以其为例，进行景颇族传统医生的区域性普查。

1. 景颇族医药传承人概况

对于景颇族传统医生的调查方法是滚雪球法（Snowball Sampling），这是国际上进行社会调查中普遍采用的非概率抽样方法之一，也是本次药物传统知识调查的核心技术方法之一。由于在一个特定的调研区域内，持有药物传统知识的主要人群是一个具有内部社会网络的群体，作为同一地方社区的草医或者药贩，他们彼此的信息了解程度要明显高于群体之外的人员对他们的了解程度，所以这种同伴推动抽样方法（Respondent-Driven Sampling，RDS）可以快速、准确、有效地对目标群体进行抽样。具体来说，可以通过文献资料信息、以往调查资料、当地政府推荐，甚至直接在街头询问等方式，寻找到一些目标受访者，对其实施访谈，并请他们提供其他目标受访者的名录，再进一步访谈其他目标受访者，从而不断累积受访者名单，以此类推，直至大多数（甚至全部）受访者提出的其他目标受访者都已经在访谈名单之上，就可以认为对于该调查区域的传统知识持有方进行了普查。由于部分受访者无法找到，或者被其他人有意规避提及，所以这种调查法可能造成一定误差。

具体来说，在云南省陇川县聚居着我国1/4的景颇族，也是景颇族传统文化，包括传统医药知识保存比较完好的区域。为调查该区域内所有的景颇族传统医生，我们首先拜访了当地的卫生部门，他们提供了部分知名当地的民间医生，根据他们提供的民间医生名单，以及调查人员采用的民间医生认定标准❶，进行逐个拜访，询问他们所知道的其他医生，从而获得更多的医生名单，以此类推。最后，在当地的周期性集市上，随机询问路人或当地商人，从而确定这些传统医生

❶ 成功，龚济达，薛达元，郭云胶，刘春晖.云南省陇川县景颇族传统医生的现状分析 [J]. 云南农业大学学报：自然科学，2013（2）：151-156.

的名单。实际上，目前的传统医生数量有限，经过反复核实，可以初步认为在2011年访谈期间，陇川县有18名景颇族民间医生。

通过滚雪球法接触到传统知识持有方之后，应采用关键信息人访谈法进行访谈，在条件许可下，利用参与观察法进一步调查核实传统知识。并对于传统知识持有方进行深入访谈，填写调查规定所给出的各项表格。在获得传统知识持有方许可的情况下，参与他们的药物采集、种植、加工、使用流程，所有调查结果应该得到持有方的认可，才可以进行记录和保存。

本章节通过从陇川县卫生局获悉的景颇族民间从医人员统计表，结合实地调查的验证和补充，对德宏州陇川县境内景颇族传统医生的基本情况进行了实地普查。结果如表4-1所示（编号依据走访次序排列）：

表4-1　陇川县景颇族传统医生基本情况（2011年）

编号	姓名	性别	年龄（岁）	支系	地址
1	谭某	男	72	载瓦	景罕镇广宋村
2	张某	男	64	载瓦	景罕镇景恩村
3	岳某	男	59	载瓦	景罕镇曼软村
4	腊某	男	51	载瓦	城子镇撒丁村
5	源某	女	68	载瓦	城子镇撒丁村
6	董某	男	72	景颇	护国乡护国村
7	董某	男	62	景颇	护国乡护国村
8	赵某	男	64	载瓦	清平乡新山村
9	孙某	男	56	载瓦	清平乡新山村
10	何某	男	78	载瓦	清平乡新山村
11	赵某	男	54	景颇	王子树乡托盘山村
12	孙某	男	74	景颇	王子树乡罗郎村
13	尹某	男	74	载瓦	王子树乡岗巴村
14	刀某	男	62	载瓦	王子树乡岗巴村
15	李某	男	41	载瓦	勐约乡帮瓦村
16	董某	男	55	载瓦	勐约乡帮瓦村
17	刀某	男	40	载瓦	勐约乡瓦慕村
18	保某	男	80	载瓦	勐约乡帮中村

注：景颇族分为景颇、载瓦等5个支系，表中"景颇"表示景颇支系。

调查表明，截至2011年12月，陇川县境内的景颇族传统医生主要分布于景罕镇、城子镇、护国乡、清平乡、王子树乡、勐约乡6个乡镇，人数为18名。其中男性17名女性1名，分属于载瓦和景颇2个支系。每千名景颇族群众中拥有的民族传统医生数量约为0.4人。

2. 景颇族医药传承人传承现状及影响因素分析

2.1 陇川县景颇族传统医生学习模式

普遍的民族医药传统知识有4种传承形式，即祖传、师传、自学和学院教育。景颇族医药传统知识主要是通过以祖传为代表的家族血缘传承和以师传为代表的社区地缘传承两种模式进行传承。除此之外也有部分传统医生通过自学方式习得，但基本上没有通过学院教育习得的（图4-1）。另外，景颇族医药传统知识在具体的传承中又分为单一途径传承和多途径的传承，目前陇川县有2/3的传统医生（n=18）通过单一途径的传承方式获取传统知识，另外有1/3的传统医生则通过2种及以上的途径获取传统知识。景颇族传统医生获取医药传统知识的多途径传承中也是基于祖传方式，再辅以旁系或者姻亲血亲的师传和自学、学院等方式。

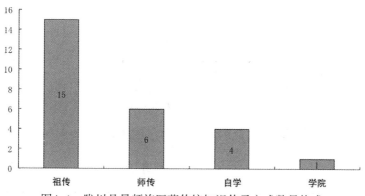

图4-1　陇川县景颇族医药传统知识传承方式数量构成

祖传和师传的传承方式有其固有的缺陷：首先，祖传和师传均按照习惯法对继承人进行特定选择，在限制继承人选择范围的同时限制了知识传播的广度，尤其景颇族医药中对传承人的选择。其次，景颇医也有"祖传秘方不外传"，"家族秘方不外传"的传统。师传继承人很难从师父处获取完整的知识，一些关键和核心知识往往缺失，非完整性的传承又限制了知识传播的深度。

而景颇族医药目前仍以祖传和师传作为主导的传承方式，这才是其出现传承危机的根源所在，而非祖传和师传的传承模式本身。相反，一方面，祖传和师传传承方式作为避免其医药传统知识失传的手段在如今的传承中仍然发挥着积极作用；另一方面，祖传和师传方式的传承也为将来景颇族医药向现代教育过渡储备了一定的后辈人才资源。

2.2 民族医生的年龄变化趋势

已有研究显示，从平均年龄、年龄跨度和年龄结构反面来看，景颇族医药传承人与其他少数民族医药传承人相比都呈现出更加明显的老龄化趋势❶。

为探索民族医药传承人的年龄状态的历史变化趋势对于医药知识传承的影响，需要对民族传统医生进行历时性的分析，但由于陇川县缺乏景颇族传统医生的相关数据，故此根据1984年由当地卫生部门调查所得的包括傣族、景颇族、傈僳族在内的盈江县民间民族草医资料，得到德宏州少数民族医药传承人数量历史趋势图（图4-2）。

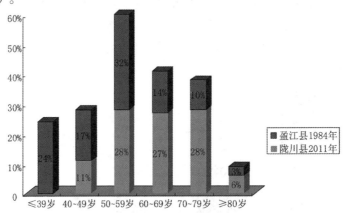

图4-2　德宏州少数民族医药传承人年龄结构历史趋势（1984～2011年）

从图4-2可以看出，如果以1984年盈江县的民族医生作为参照，目前陇川县景颇族传统医生在整体上显著老龄化，高龄传承人数偏多，低龄传承人数偏少。

因此，综合以上几点考虑，认为就年龄特征而言，景颇族医药知识的传承已经出现危机，知识传承表现出后继乏人、延续性差的特点。

2.3 陇川县景颇族传统医生知识交流更新状况

研究表明，目前景颇族传统医生对于医药传统知识的更新和交流非常有限（图4-3）。无论就政府部门、科研部门还是医药公司而言，对景颇族民族医药传统知识的收集、整理和发掘工作都相对滞后，仍然停留在20世纪80年代末期的水平。调查中仅有1名传统医生表示曾有邻县的医药公司愿意花钱购买其药方，其余的传

❶ 龚济达，成功，薛达元，郭云胶，杨京彪.云南省陇川县景颇族药用动物传统知识现状 [J]. 云南农业大学学报：自然科学，2012（3）：308-314.

统医生均表示没有政府、科研或者医药相关部门人员对其医药知识进行过系统研究。另外，只有4名传统医生与其他少数民族传统医生进行艺术上的交流，只有3名传统医生通过参加卫生院所及卫生学校组织的短期培训，学习一些西医和草医的拔罐、针灸等知识。

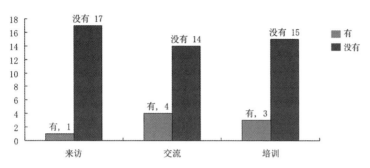

图4-3　陇川县景颇族医药传统知识交流更新现状

景颇族医药是景颇族群众关于疾病治疗知识的历史积累，长期实践，持续传承，不断更新的结果。因此，在现代社会中景颇族医药传统知识也只有在不断更新和积累中才能体现出其应具有的活力从而得到更好的发展。

虽然和其他一些民族自治地方一样，德宏州建立有民族医院和民族医药研究所，但真正从事景颇族民族医药医疗和科研工作的传统医生却很少。民族医药机构中普遍存在资金短缺、专门人才匮乏等客观限制因素。限制了景颇族医药传统知识的进一步发展。

值得注意的是，很多民族地区，民族医生或民间医生都有在集市上销售药物的习惯，同时为社区提供医疗服务，但是景颇族所有访谈到的民族医生，无一在集市上进行药材销售。这极大地减少了药物知识的交流和更新。

2.4 景颇族传统医生潜在传承人数量分析

本章节中所指的景颇族传统医生的潜在传承人包括两个部分，即目前的祖传学徒人数和师传学徒人数。

研究表明，目前景颇族医药传承人中有50%没有继承人，而且有潜在继承人的传统医生继承人人数也大多不超过5个。潜在继承人中又多以祖传的方式对传统知识获取和传承为主（图4-4）。

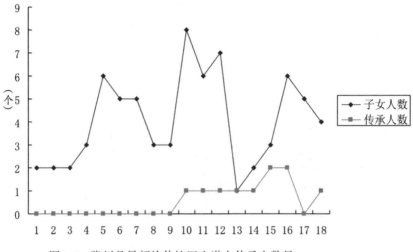

图4-4　陇川县景颇族传统医生潜在传承人数量

作为目前景颇族医药传统知识主要传承方式的祖传方式，平均每7.3个传统医生的子女中才有1名潜在传承人。而且祖传模式下的传承人数量通常为1～2人（图4-5），这直接与其知识传承的习惯法密切相关（见本节2.5）。传统医生是民族医药传统知识的实践者，在民族医药发展及知识传承中起着至关重要的作用。潜在传承人数量太少直接威胁着景颇族医药传统知识的传承和发展。如果景颇族传统医生没有合适的传人，代际间的传承得不到延续，景颇族医药在未来20年内丢失的风险很高。

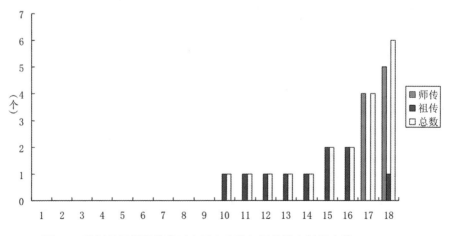

图4-5　陇川县景颇族传统医生子女人数与祖传潜在继承人数

2.5 传承的习惯法

习惯法是群众从事生产生活所自愿、主动遵循的一整套风俗、习惯以及约定俗成的社会规则。景颇族没有成文法，社会秩序主要靠传统的习惯法——"通德拉"来维持。景颇族的习惯法具有很大的约束力，常常与其宗教信仰相结合，其对景颇族医药知识传承和发展的影响表现在多个方面。

首先，表现在对继承人的选择方面。景颇族传统医生只选择符合习惯法要求的继承人，知识传承中也有"传子不传女，传内不传外"这样约定俗成的规则。景颇族传统医生在选择继承人时首先考虑自己的子嗣，而且通常只为一名男性（图4－5）。只有在缺乏男性子嗣或其他特殊情况下，才会考虑女性及姻亲关系的继承人。这种传承方式虽然具有明显的家族性，却在一定程度上保证了代际间知识的连续性和同一性。

此外，景颇族传统医生对继承人的品德和年龄也有一定要求，景颇族传统医生尤其重视医德，认为只有心地善良的人才能成为其继承人，非血亲弟子只有始终善待师傅才可能得到倾囊相授。而且认为如果家族继承人年纪太小会因药力强大无法驾驭而伤到自身，需等到心智成熟后方能行医用药。

其次，表现在对知识的掌握和运用方面。景颇族传统医生普遍认为一个家庭中同时只能有一人行医用药，家族中的其他人可以掌握相关医药知识，但必须要等到现实使用者因自然原因及特殊原因无法用药时才被允许行医用药。

最后，还表现在对知识的更新和发展上，认为其医药传统知识是阿公阿祖传下来的，不能随意更改配方以及创新发展，否则便会失去效用。调查中也只有4名传统医生对通过祖传和师传方式习得的医药知识进行过进一步的试验和研究。

如果没有合适的继承人，传统知识就得不到传承，面临丧失的境界也就在所难免。因而，就目前而言，景颇族习惯法在一定程度上限制了其医药知识的传播和创新。但另一方面，也正是由于对习惯法的严格遵守，使得历史上长期没有文字只有语言的景颇族医药传统知识得到了较好的保存和延续，具有积极意义。

2.6 景颇族传统医生个案分析

通过对一个具体的有代表性的景颇族传统医生深入分析，可以对民族医生传承情况有更直观有效的认识。综合各种因素，选取传统医生刀某作为个案进行举例分析。

刀某从小便在其父亲的耳濡目染下，逐渐掌握和传承了其祖传的医药传统知识，目前已从医20余年，并且这些知识在其家族中已经传承10余代人。调查当地群众，普遍反映都到刀某处看过病，拿过药，刀某的医疗水平得到社区群众的广泛认可。在支付医酬时，以患者自愿为主，在治疗一些正规医院无法治疗的疑难杂症时，医酬相应增加。刀某不仅使用传统药材，也使用西医的方法和药物。但刀某不具备国家法律法规允许的行医资格，属于无证非法行医，其医疗实践行为受到很大程度的限制。调查中了解到，相关部门的执法人员已经对其医疗行为多次处以罚款并没收药品的处罚，有一次没收各类药品就达6 000元左右。由此可见，刀某符合民族传统医生的标准，即有偿医疗服务；社区认可；常备药物。刀某也遭遇传统医生的尴尬，是不受法律保护的无证非法行医。

刀某对传统医药知识传承的意愿十分强烈，希望自己的孩子能够上卫校，并通过国家规定的执业医师考试，从而传承其医药知识。刀某有1男1女，刀某表示，传承会优先考虑男孩，若只有女孩学也会传授。刀某还表示，目前小孩还不能学习采药，因为年纪太小会误伤自己，需要等到成家之后才会教与其具体知识，但可以对晒干备用药材进行识别和挑选的训练。由于刀某医术高明，附近乡镇也有人慕名来学习其医药知识。拜师时需要携带糯米一包，鸡蛋、酒，大衣一件，砍药材的长刀一把。刀某表示在通过师授徒的知识传承方式中，由于现代医学的发达，一些普通的知识可以进行传授，但祖传的接筋接骨的秘方是不会外传的。而就知识传承的完整性而言，刀某表示只有在自己身体状况不允许继续行医的情况下才会将全部知识传授给自己的儿子，而外人则需要从拜师之后一辈子都对其好才有可能继承其全部知识。

刀某是目前景颇族传统医生传承中极具代表性的个案，其身上较为全面集中地体现了目前景颇族传统医生医药传承面临的诸多问题，是思考传统医药知识传承的典型对象。

3. 讨论

3.1 影响民族传统医生传承的社会因素

地区之间经济发展的不平衡导致一些偏僻的景颇族聚居地区群众仍然存在看病难、看病贵的问题，这就给景颇族医药留下了广阔的生存和发展空间。❶ 调查中了

---

❶ 吴亚鹏. 贵州民族药发展遭遇三大瓶颈 [N]. 贵阳日报，2008.

解到有许多病患都是在城市正规医院进行治疗后未能治愈转而向疗效相对较好和费用相对低廉的民族医药寻求帮助，因此，在经济欠发达地区民族医药是不可或缺的卫生资源，是对公共卫生资源的有效补充和完善。

然而就医酬而言，景颇族社区的医患关系中表现出明显的非对等互惠。传统医生医治一些正规医院无法医治的疑难杂症所获取的医酬极其低廉并且极不稳定，通常情况下为患者自愿凭良心给予传统医生酬劳，多为10～100元不等肉类、米酒、牲畜等的财物，最多的也只有1 000～2 000元。而且一些医患错误地认为民族医药利用的药材为当地丰富的动植物资源，而忽视了传统医生对于药方采集和配伍的贡献，不愿支付过多的医酬。而传统医生一般也不主动问价，甚至免费医治困难群众。因而，对比正规医院，传统医生在为患者提供医疗服务时并未获得对等的惠益。这在一定程度上也打击了传统医生继续行医问诊的积极性。随着市场经济的进一步影响，传统医生继续从事传统的医药行业所获收入很难对家庭经济起到实质性的帮助，甚至变为一种负担。因而目前景颇族传统医生的子女中多选择放弃传统医药，进而选择外出务工或从事其他行业。目前由医酬导致的医患非对等互惠问题在很大程度上限制了景颇族医药传统知识的传承。[1] 而只有医患之间共同遵循双向互惠的基本原则，民族医药知识传承才能更好地顺利进行。

3.2 民族传统医生传承建议

由于景颇族传统医生的社会角色得不到国家的认可，其医疗行为游离于国家法律法规管理之外。建议国家应尽早制定针对少数民族医药保护的相关法律，使民族医药及其持有者获得法律的有效保障。这样既保护了民族民间医药的合法地位，又保护了民族医药和传统医生的知识产权。

对当地的政府机构而言，需要对传统医生进行长期保护和引导。陇川县卫生局对当地包括景颇族在内的少数民族传统医生情况并没有全面清晰的掌握。本章节认为，在县级尺度范围内对包括景颇族在内的少数民族传统医生进行全面的普查，进而建立完整的信息数据库对于保护和利用医药传统知识，预测分析民族医药发展趋势都具有重要的意义。认为信息数据库内容应该包括传统医生的姓名、住址、治疗病症、传承人情况等诸多方面，对医药知识进行全方位的记录。

---

[1] 梁正海，马娟.地方性医药知识传承模式及其内在机制与特点——以湘西苏竹村为个案 [J]. 吉首大学学报：社会科学版，2010（1）：26-31.

目前对景颇族医药知识的收集、整理、发掘工作相对滞后，仍然停留在20世纪80年代水平，这给景颇族医药的研发走向市场造成了一定障碍。而且虽然德宏州已建立有民族医药研究所等机构涉及一些景颇族医药的研究，但全州范围内从事景颇族医药研究并卓有成就的专家学者甚少，缺乏一支业务水平高，教学能力强的师资队伍。景颇族医药的传承走高等教育的道路条件还不成熟。因此，建议相关部门继续做好民族医药文献发掘整理工作，努力将口传心授的医药资料编著成书，保存保护下来。

第5节 景颇族动物药传统知识研究

1. 景颇族利用的传统药用动物

经2011年调查，目前陇川县的景颇族传统医生所用的药用动物主要包括：黑熊、金钱豹、穿山甲、孟加拉虎、麝、马鹿、豪猪、犀牛、亚洲象、云南鼯鼠、懒猴、山羊、蝼蛄、黑胸胡蜂、黄腰胡蜂、金环胡蜂、红脖游蛇、竹叶青、眼镜蛇、蟒蛇、蜥蜴、乌龟、螺蛳、虎纹蛙、红瘰疣螈、黄鳝、马鬃鱼、参状环毛蚓、金蛛、中华绒螯蟹30种。

经调查，景颇族使用的30种传统药用动物以哺乳纲为主，爬行纲和昆虫纲次之。分属于哺乳纲（12种）、爬行纲（6种）、昆虫纲（4种）、两栖纲（2种）、鱼纲（2种）、环带纲（1种）、蛛形纲（1种）、腹足纲（1种）、甲壳纲（1种）。使用的药用动物中受保护的动物占总数的比例达43%，其中国家Ⅰ级保护动物5种（金钱豹、孟加拉虎、亚洲象、懒猴、蟒蛇），国家Ⅱ级保护动物7种（黑熊、穿山甲、麝、马鹿、眼镜蛇、虎纹蛙、红瘰疣螈）。另外，由于目前我国境内已无野生犀牛分布而未列入国家保护动物，但其为《濒危野生动植物种国际贸易公约》附录Ⅰ收录保护动物❶。而景颇族由于靠近中国和缅甸边境，并且景颇族作为一个跨境民族，仍然保留着使用犀牛作为动物药的传统知识。在调查中，没有直接证据显示其使用具体实物进行医疗。

---

❶ [2014–10–22]. http://www.cites.org/eng/app/appendices.php.

2. 景颇族药用动物获取途径及应用状况

调查结果表明景颇族传统医生使用的药用动物主要通过野生捕获和购买（包括境外购买）的途径获取。其中40%的药用动物种类通过当地药铺以及境外购买获取，其余60%则通过当地捕获获得（图4-6）。

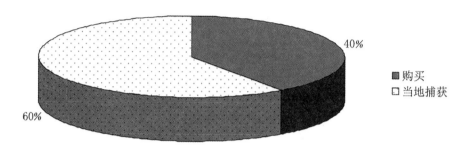

图4-6　景颇族传统药用动物资源主要获取途径

景颇族传统医生提及使用的动物药频率最高的是豪猪、穿山甲，分别为8次、7次，其次依次为蛇类4次、曲蟮3次、老虎3次、乌龟3次、蜂类3次、大象2次、螺蛳2次，等等。就药用部位而言，景颇族动物药多以全体用药，骨及分泌物次之，此外还有皮、壳、角、牙、血、胃、膀胱、脑、胆、胶、刺、肠等（图4-7）。

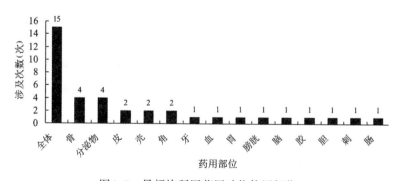

图4-7　景颇族所用药用动物使用部位

历史上景颇族生存环境中存在的犀牛、野象、老虎等野生动物均可用以做药，但随着对野生动物的滥捕乱杀，药用动物资源的丰富程度遭到很大程度的破坏，近年来境内的犀牛、野象、老虎等一些动物已经逐渐绝迹[1]。由于陇川县与缅甸接壤，为了满足对药用动物资源的需求，一些珍稀濒危且具有较高药用价值的野生动物不得不通过从商铺、境外购买的途径来获取。

3. 景颇族药用动物治疗疾病及配伍用法

研究表明景颇医动物药治疗的疾病种类繁多，涉及内、外、骨伤、五官等各科疾病。治疗的疾病有：咳嗽、风湿（冷、热风湿）、脑梗塞、肺病（肺结核、肺炎）、跌打、脱肛、疟疾、消炎止血、疳积、烧伤、肾结石、肠胃炎、癫痫、胆结石、刀枪伤、肝炎、贫血、内伤等20余种。

景颇族对动物药的配伍方法较丰富，主要分为配伍其他动植物药、配伍其他动物药、配伍植物药、单独使用、炖肉服等几种类型（图4-8）。

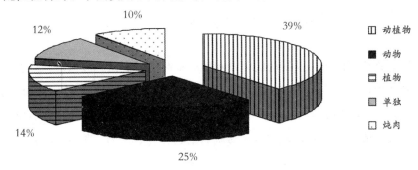

图4-8 景颇族传统药用动物用法类型

景颇医用动物药治疗疾病，用法丰富，一些动物药功效和用法比较新颖。经研究发现与彝医等民族医用药类似，内服多为配伍用药，外用时则多为单味[2]。

内服：主要形式为动物药配伍其他动、植物药水煎服。此外还有酒浸服：如蛇类、蜂类药治疗风湿、跌打损伤等；炖肉（鸡蛋）服：如黄鳝、红瘰疣螈、蜥蜴等治疗疳积；磨粉吞服：如穿山甲壳、豪猪刺磨粉后配其他草药吞服治疗肺结核；干粉水煎服：如穿山甲、乌龟等磨粉后配伍其他草药水煎服；冷水服：如犀牛血配其他草药冷水服治疗内伤等。

外用：以鲜品外敷为主，如用虎纹蛙皮外敷于火烫伤处，其功效类似于某些少数民族的活物吸毒；蜘蛛网与其他草药混匀外敷用于消炎止血；象皮烧后包敷于

---

[1] 云南省陇川县志编纂委员会主编.陇川县志 [M].昆明：云南民族出版社，2005：71-72.

[2] 余惠祥.浅谈彝医对动物药的认识及应用特点 [J]. 中国民族医药杂志，2003，9（3）：16-17.

刀、枪伤口的上、下处等。

景颇族传统医生对于动物药的配伍体现出其对当地药用动植物传统知识的丰富利用。景颇族传统医生在其用药时并非单一的使用某种动物或者植物药的配伍，而多为复方配伍使用。另外由于动物的肉、蛋等具有较高的营养价值，而长期以来景颇族的生活条件相对较差，营养状况不良，因而采取炖肉（蛋）的方式能够起到补充营养，增强体质、加强人体抗病能力的作用。

4. 景颇族对药用动物的理解和认识

由于居住环境的原因，景颇族先民非常熟悉各种动物的生活习性和特点，在长期食用和使用各种动物的过程中，有意或无意地体验到一些动物的药效作用。并且景颇族的医药知识通常还与一些神话或者传说有关，因为景颇族在历史上长期没有文字，医药传统知识的传承基本上通过口传心授的方式传承下来。景颇族将其称为"阿公阿祖传下来的知识"，其中刀某称其家传的接筋接骨的药材配伍知识就源于祖先对动物自身医疗行为的观察。

景颇族传统医生对其所用药用动物的理解和认识比较独特，其中传统医生赶某就认为羊的排泄物是很好的药材，因为羊所食的植物大部分都有防病治病的效果。此外，刀某也认为中华绒螯蟹泡水是可以消炎的良药，但不能是8月到9月之间的雨季捕获的，因为雨季其身上附着的有益的植物、泥土等成分也会因雨水的冲刷而大量流失，疗效也大幅降低。由此可以看出，景颇族对药用动物的认识并非仅仅局限于动物本身，还包含有许多附着于药用动物之外的植物以及环境的传统知识。

5. 景颇族药用动物资源的保护和可持续利用探讨

首先，对市场需求量大，但资源又面临威胁的一些濒危珍稀野生药用动物物种，建议可以结合自然保护区工程、野生动物专项保护工程进行集中或分区的就地保护。同时森林公安、海关、边防等相关部门应在国家法律法规的政策指引下对涉及《国家重点保护野生动物名录》以及《CITES》的非法野生动物走私、交易等严格执法，加大打击力度。由于景颇族所用药用动物中有很大部分属于国家Ⅰ级或者Ⅱ级保护动物。而且陇川县与缅甸有50.9km的边界线，除章凤口岸外还有10条通道和不计其数的小通道直通缅甸，情况复杂。历史上边境集贸市场或其他交易场所也存在药用野生动物产品的非法交易，中国西双版纳与老挝边境也存在类似情况 ❶。

其次，应建立一定规模的产研一体化的以保护药用野生动物资源为核心模式的综合性人工养殖基地，研发对动物无害的方式获取其药用价值，提高资源的利用率，加快民族药产业的发展。同时，还应结合动物药有效成分的研究，努力寻找珍稀动物类似品或代用品的研究 ❷。景颇医生有较丰富的使用动物药经验，同时陇川县药用动物资源也很丰富。但是许多药用资源并未得到合理开发，有利条件未得到充分利用，有些药用动物资源甚至面临消失的威胁 ❸。加上技术和认识的原因，对野生药用动物通常采取直接利用的方式，因而效率低下，对资源破坏较大。

历史证明，只有利用才能更好地保护，保护才能更好地利用。资源的保护与合理利用能够实现双赢。野生药用动物是可再生资源，只要用可持续的方式合理利用，是取之不尽，用之不竭的。因此，对景颇族药用动物资源的可持续利用也应该采取保护与利用相结合的方式。

第6节　景颇族药用植物传统知识研究

1. 景颇族利用的传统药用植物

研究表明，目前确认为陇川县景颇族传统医生使用的传统药用植物有55种，分属于34科55属。主要有豆科（5种）、夹竹桃科（3种）、菊科（3种）、萝藦科（3种）、樟科（3种）、唇形科（2种）、防己科（2种）、马鞭草科（2种）、毛茛科（2种）、葡萄科（2种）、茜草科（2种）、桑科（2种）、天南星科（2种）、五味子科（2种）等。

研究发现，目前景颇族传统医生经常使用的植物药种类不一，从10种以下到多

---

❶ 杨清，陈进，白志林.中国、老挝野生动植物边境贸易现状及加强管理的建议 [J]. 生物的多样性，2000，8（1）：284-296.

❷ 王静，鞠爱霞.动物药与药用动物资源的保护与可持续发展 [J]. 黑龙江医药，2011，24（1）：65-68.

❸ 王开义，郑美兰.新疆民族医用动物药初探 [J]. 新疆中医药，1989（4）：32-35.

达100种以上不等，分布较为平均，以掌握20～50种为主（28%，n=18），其次多为50～100种和100种以上的。

研究表明，景颇族所用植物药生活型以草本（47%）和藤本（25%）为主、此外还有乔木（15%）以及灌木（13%）。

研究表明，景颇族使用的药用植物主要用于治疗跌打损伤、胃病、风湿、肝病、结石、接筋接骨、水肿、解酒等疾病。治疗各种疾病所用药用植物种数详见图4-9。

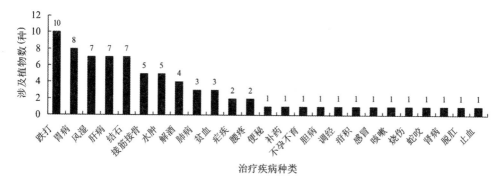

图4-9　景颇族治疗疾病药用植物使用情况

研究表明，景颇族药用植物使用部位以全草（40%）及根（31%）为主，此外还利用茎、叶、果实、种子、花、分泌物等（表4-2）。

对比前人研究，发现有23种植物在之前发表的文献中未标明为景颇族用药（表4-3）❶。在分民族记录的文献资料中一共涉及调查所列药用植物18种，未涉及37种。其中《景颇族药专辑》未涉及45种，《德宏民族药志》未涉及43种。

❶ 德宏傣族景颇族自治州卫生局.景颇族药专辑 [J]. 德宏医药，1980.
德宏州卫生局药品检验所主编.德宏民族药志（一）.芒市：德宏州卫生局药品检验所，1983：19-250.
李荣兴.德宏民族药名录 [M].芒市：德宏民族出版社，1990：1-214.
贾敏如，李星炜.中国民族药要 [M].北京：中国医药科技出版社，2005：1-857.

表4-2　景颇族药用植物药用部位统计

使用部位	次数（次）	百分比（%）
全草	22	40.0
根	17	31.0
茎	5	9.1
叶	5	9.1
果实	2	3.6
种子	2	3.6
花	1	1.8
分泌物	1	1.8
合计	55	100

表4-3　景颇族药用植物文献参照

	景颇族药专辑（1980年）	德宏民族药志（一）（1983年）	德宏民族药名录（1990年）	中国民族药志要（2005年）
涉及（种）	10	12	36	32
未涉及（种）	45	43	19	23

2.景颇族药用植物治疗疾病及医疗方法

研究表明，景颇族传统医生使用植物药主要用于治疗跌打损伤、胃病、风湿病、肝病、结石、接筋接骨、水肿、解酒、肺病、贫血、疟疾、腰疼、便秘、补药、不孕不育、胆病、调经、疳积、感冒、咳嗽、烧伤、蛇咬伤、肾病、脱肛、止血等26种疾病（图4-10）。

另外，本章节根据调查结果将景颇族传统医生擅长治疗疾病初步分类为跌打骨折、冷热风湿、心肝肺肾胃疾病以及其他疾病4类，所占比例分别为传统医生总数的89%、39%、33%和33%。

研究表明，景颇族传统医生擅长治疗跌打损伤及风湿性疾病，而擅长治疗妇科、儿科疾病的传统医生则较少。分析认为主要与山区交通不便、湿润潮湿的生活环境密不可分。通常，民族医生所擅长疾病种类与其生产生活环境密切相关而且多为地方常见病。

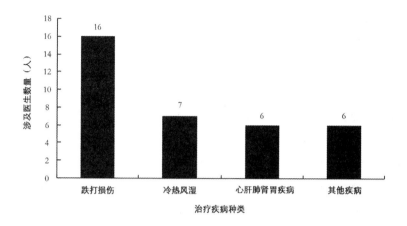

图4-10 景颇族传统医生利用植物药主要治疗疾病比例

研究发现，景颇族对常见疾病的治疗并非单一性地使用草药，还会辅以中医的针灸（56%）、拔罐（56%）以及现代西医的电疗、打针等诊疗技法（44%），各种医学在景颇族的医疗实践中互相融合，互为补充。

18位传统医生中有9人（50%）在诊断、治疗、复查病症时会借助一些现代的医学技术，查看患者在医院的检查报告、化验单、X光片等。超过50%的传统医生会使用中医的拔罐、针灸等疗法进行治疗。而且调查中有传统医生认为，对于蛇咬伤等疾病，使用草药进行治疗的效果明显好于采用西医的药物治疗，而对感冒等一些疾病则采用成熟的现代医疗技术进行治疗。

3. 景颇族药用植物的获取途径及利用方式

研究表明，采集仍然是目前景颇族传统医生获取药用植物的主要途径，所占比例达100%，通过种植和购买途径获取的分别占39%和28%。而且有50%的传统医生所用药用植物通过采集的方式能得到满足。

研究发现，景颇族传统医生对药用资源获取的优先顺序依次为采集、种植、购买。通常传统医生在观察患者的病情后即时上山采集新鲜药材，而一些稀少难以获取的或者常用药材才需要在庭院附近种植备用，只有野生环境下无法采集和栽培种植的药材才会选择到药铺中购买。因而就目前景颇族传统医生植物药获取途径构成而言，当地药用植物资源仍然基本能够满足传统医生的医疗实践，但已经有部分传统医生表示目前采集药材所需时间和路程都比过去要多，一些药物资源已经出现逐步减少的趋势。

研究表明，景颇族传统医生对植物药材的利用分为鲜用和干用两种，且所有的传统医生均使用鲜药和干药，这与其他一些少数民族医药以鲜药为主的情况有所区别。分析认为景颇族医药中存在该现象的原因可以从两方面来考虑，一方面，景颇族认为鲜药的使用疗效较晒干备用药材要好，同时也能减少药材的储存工作；另一方面，干药的使用因为通过泡酒的后续利用方式能对药物进行持续利用，与景颇族丰富的传统酒文化有密切关系。

研究发现传统医生中的13人（72%）有泡制药酒用于医疗保健的习惯，主要用于跌打骨折、腰酸背痛、冷热风湿以及补血等（表4-4）。酒是景颇族日常生活中必不可少的东西。人们在相遇时首先递上用竹筒装着的酒以表示友好或问候；在婚丧嫁娶等场合的礼品交换中，酒是头等重要的礼物之一；在祭祀仪式中，酒是给鬼灵最重要的献祭 ❶。

表4-4　景颇族传统医生泡酒利用情况

医疗保健目的	使用数量	比例（%）
跌打骨折	10	53
冷热风湿	4	21
腰酸背痛	4	21
补血	1	5
合计	19	100

正是由于酒在景颇族的礼宾、节庆、宗教、医疗中的重要作用，才使得许多药酒泡制过程中与动植物遗传资源及利用相关的传统知识得以保存。另外由于与一般的医药配方相比，药酒配方的公开性更强，获取也较为容易，此问题值得继续深入研究。

4．景颇族对药用植物的理解和认识

根据1980年出版的景颇族药专辑以及1983年出版的德宏民族药志中涉及的74种景颇族药用植物（去除相同部分）音译和意译，对景颇族植物药理解和认识进行分析。

❶ 王著生.景颇民族志中的食物与文化 [J].民族艺术，1998（3）：103–111.

研究认为，景颇族对传统药用植物的理解和认识与其生活环境下许多动植物传统知识密切相关，景颇族主要通过植物形态、功效、味觉以及植物自身和其他等几个方面来认识药用植物（表4–5）。

此外，在对景颇族传统医生调查时还了解到一些有关药用植物资源认识的谚语，例如"有了三枝蒿，走遍天下都不怕"。而且有的传统医生认为即便相同的药材因为采摘季节和部位的不同药效也不尽相同。景颇族在长期的生产生活实践过程中，积累了丰富的利用野生药用植物的传统知识。除医药知识以外，景颇族在其他方面也对植物资源有着充分的理解和利用。比如景颇族传统的以物表意的形式——树叶信以及一些以植物命名的地名、人名等❶，而这些现象的产生又是以传统植物知识、传统生态知识为基础。

表4–5 景颇族传统药用植物认识构成

	数量	比例（%）
形态	25	35
功效	17	24
味觉	13	18
其他	9	13
本身	7	10
合计	71	100

第7节 景颇族医药传统知识的保护

1．景颇族传统医疗实践中的巫医结合现象

对于少数民族医药的保护，经常采取文物的静态保护方法或者生物的活态保护方法，忽视了传统知识是一种文化现象，具有不同于文物的变化性特征，还与人类的认识密切相关。长期以来，巫术在少数民族医疗实践中的作用和影响被有意或者无意地淡化，或者避而不谈，或者极力否定。这种态度并非科学客观，而是出于某种调查研究人员自身的文化背景。这样对于少数民族医药的认识就会产生

---

❶ 郭老景.景颇族风俗文化 [M]. 芒市：德宏民族出版社，1999：49–52.

隔靴搔痒的隔膜感。

研究发现，目前接近半数的景颇族传统医生（8人，n=18）或多或少仍然会在治疗疾病中使用口功（类似巫术）。但通常只在治疗一些难以止痛的特殊疾病时才会偶尔使用，只有1名传统医生表示会经常使用口功进行治疗，而且表示一些癌症、怪病必须使用口功医疗行为才有效果。

研究认为，目前景颇族医药尚无成形的医药理论，口功的使用与景颇族原始宗教中对医药和疾病的认识密切相关。景颇族民间一度普遍认为除自然原因外生病的原因主要是恶鬼在作祟、受到惊吓失魂，以及送魂时未将死者送到目的地等。由于受到其原始宗教影响，历史上传统的景颇族医药是以"巫医结合，以巫为主"的方式进行治疗。治疗方法体系也体现为草药加口功、加祭祀、加叫魂的特点，此外，还辅以一些刮痧、放血、穿耳等的方法 ❶。

研究表明，目前巫术和医学在一定程度上都为景颇族所相信，通常情况下无法用现代医学解决的问题仍然会寻求采用传统的巫术解决，二者共存但有一定的冲突。分析认为，随着现代医学的发展和外来文化的冲击，口功的作用将越来越多的局限于心理安慰，并最终逐渐式微。

景颇族传统医生中口功的使用反映出的是人类发展过程中巫术与医学相结合的普遍现象，是历史的残留。虽然目前现代科学无法对其进行解释，但因其在历史上发挥着与人类医疗保健相似的作用，共同保证了景颇族群众的繁衍生息，应对其采取理解和包容的态度对其进行深入的记录和研究。与此同时，也要注意巫术带来的消极影响，尽量避免在对景颇族传统医药开发过程中由非医药部分而造成的伤害。

2. 景颇族药用生物资源利用的影响因素分析

经研究，分析认为目前景颇族传统医生自采自用的利用方式并未对当地的药物资源产生不利影响，而外部因素导致的不合理开发利用才是导致目前景颇族医药资源减少的主要原因。

就传统医生而言，一方面其对药用资源的利用主要采取自采自用的方式，并且由于传统医生逐步老龄化，目前上山采药的传统医生人数和与之相关的医疗实践

---

❶ 奇玲，罗达尚.中国少数民族传统医药大系 [M].赤峰：内蒙古科学技术出版社，2000：1，1373–1378.

活动都大为减少，基本上不存在对药用资源的破坏。另一方面"九五"期间政府针对景颇族的社会经济发展状况，以搬迁下坝的异地扶贫方式使景颇族群众搬迁下坝，也使得一些传统医生就近获取药用动植物资源难度加大。

而就外部因素对景颇族利用药用资源的影响而言，主要分为有意识的开发和无意识的开发两个方面。虽然一些开发行为并不直接作用于野生动植物药资源，但是对药用资源的利用存在较大影响。

有意识的开发，即出于发展目的的开发，导致药用资源的减少。例如对龙江水利资源的开发利用，使得一些具有药用价值的植物将被淹没而无法利用。另外，对一些与中药同用的大宗药材，比如重楼等的大量收购，导致当地药用资源的利用失衡，甚至已经有部分药用植物资源出现濒临灭绝的情况。

无意识的开发，即出于生存目的的开发，导致药用资源的减少。一方面，对药用植物资源而言，伴随着开垦甘蔗地的生计活动，一些具有药用价值的野生植物也在一定范围内被无意砍伐而逐渐减少甚至消失。另一方面，对于药用动物资源而言，也因为土地的开垦过程导致一些药用动物活动范围受到限制，栖息地面积逐渐减少而消失。

另外存在对一些具有药食两用动物的不合理利用，例如用火烧蜂窝的方式对胡蜂进行获取导致用于泡酒治疗风湿疾病的胡蜂数量大幅度减少。而且，敌敌畏等农药的大幅度使用也给具有药用价值的野生动物生存带来很大影响。

3. 景颇族传统医药资源的保护与可持续利用探讨

开发民族地区的医药资源，不仅具有极大的经济价值，而且还有利于弘扬民族文化、增强民族凝聚力，有利于民族地区文化、科技发展和社会进步。随着西部大开发战略以及建设面向西南桥头堡的实施，以开发天然药物为主的民族医药产业必将成为最具吸引力的投资热点之一。

景颇族聚居地区气候温暖，植物生长茂盛。研究表明，景颇族传统利用植物药的方式还处于自采自用的原始状态，传统医生多利用新鲜野生药材，现配现用，目前尚未有大规模引种形成产业化。药材公司等部门并不经营销售民族药，只有一些与中药共用的药材才能在药材公司购买到。从而在一定程度上限制了民族医药的发展。

保护是为了更好地对资源进行可持续地利用，而不断寻找新的药用资源、提高资源的综合利用水平则是促进保护药用资源的最有效的途径。

当前的首要任务和目标是对药用资源状况的普查更新。研究表明目前景颇族利用动植物药资源用于医疗保健用途的传统知识尚未得到全面有效的记录。因此，应尽快对景颇族药用资源进行全面调查统计，建立评估体系，科学地评价各种资源的现状，编制保护名录和数据库，为保护民族药用资源提供科学依据。目前有关民族药资源的资料主要来自20世纪80年代卫生部组织实施的民族药调查和全国中草药资源普查，以及各民族地区政府资助的有关地区性民族药资源调查和一些专题科研项目研究资料。在这些相关工作的基础上，虽然已有一些景颇族传统医药相关的著作问世，但对于总体药物资源状况的了解还是相当粗略。对资源底数不清，就难以制定出科学合理的资源保护和开发利用政策和措施。

另外，由于历史上景颇族医药长期无本民族文字记载，在对药用资源家底调查时还应特别注重当地传统医生的采访和共同参与，以保证民族药种类和基源的正确性。同时，在民族医药资源调查和保护中应充分利用3S（GIS、GPS、RS）等现代科学技术。

第8节　景颇族传统民间医生与传统药物知识的关系

1．研究地区药用资源文献分析

德宏地处亚热带气候，雨量充沛，日照充足。高寒山区海拔2 000m以上；半山区海拔1 000～1 500m，坝区及峡谷海拔在900～600m以下，适合多种中草药生长，有"弯腰能找3种药""一屁股坐倒3棵药"的美誉。

1986年至1988年，德宏州中药资源普查办公室对全州中草药资源展开全面调查，重点对盈江、潞西、梁河、陇川等县进行普查，采集腊叶标本3 910份，411个品种，隶属130科，302属，查明全州有动物、植物、矿物药用品种2 000多种。在全国重点普查品种395种中，德宏有191种，占47.80%。其中，大宗药材60种。

全州地势东北高，西南低，相对海拔高差3 214m，形成水平气候带与立体垂直气候带，由于气候差异，中草药资源呈现出相应的水平分布（表4-6）与垂直分布（见表4-7）。❶

---

❶ 德宏州卫生局.2009年.德宏州卫生志.

　　1987年，陇川县卫生局、县农业局区化办公室、县商业局医药公司联合组成中草药资源普查领导小组，经过半年多的普查，查明本县有中草药340种，并按其性能和用途分为27类。❶

表4-6　德宏州中草药资源水平分布简表

项目 ＼ 地区	西北部	中西部	东南部
所辖县区	盈江县	陇川、梁河县	潞西、瑞丽、畹町
总面积	4 298km²	3 014km²	3 875km²
占全州总面积%	38.42	26.94	34.64
平均气温	19.3℃	18.3～18.9℃	19.5～20℃
气候类型	亚热带和湿热带气候	南亚热带季风气候及亚热带气候	南亚热带季风气候带
主要药材资源分布品种	黄连、珠子参、竹节参、草乌、马尾黄连、龙胆草、贯众、骨碎补、三棵针、十大功劳、牛夕、石斛、板蓝根、木瓜、石菖蒲、南星、半夏、草血竭、重楼、黄芩、厚朴、红豆蔻、山楂、木鳖子、五味子、草豆蔻；家种药材：当归、川芎、黄柏、杜仲、乌梅、三七、草果、胡椒、砂仁；动物药材：虎骨、豹骨、猴骨、穿山甲、熊胆、全蝎、刺猬皮、鹿茸、碎蛇、蜈蚣	山楂、龙胆草、贯众、三颗针、十大功劳、石斛、板蓝根、石菖蒲、草血竭、重楼、草蔻；家种药材：木瓜、草果、砂仁、乌梅；动物药材：穿山甲、熊胆、全蝎、刺猬皮、蜈蚣、蝉蜕、豹骨、蜂房、鸡内金、桑螵蛸、斑蝥	家种药材：砂仁、草果、胡椒、苏木、杜仲、黄柏、肉桂、三七、枳壳；野生药材：乌药、郁金、千张纸、荜茇、蔓荆子、钩藤、石斛；动物药材：熊胆、穿山甲、豹骨、猴骨、牛黄、斑蝥
总蕴藏量	600 700kg	648 200kg	1 125 200kg

❶ 云南省陇川县志编纂委员会.陇川县志 [M].昆明：云南民族出版社，2005：71-72.

表4-7　德宏州中草药垂直分布简表

项目 ＼ 气温带	亚热地带	温暖地带	温带
海拔	700~1 500米	1 500~2 000米	2 000米以上
地形	河谷盆地 盆地边缘半山区	山区	高山地区
平均气温	18.3～19.9℃	14～15℃	7～12℃
总面积	1 013.54万hm²	339.37万hm²	315.41万hm²
主要药材	砂仁、胡椒、荜茇、银花、枳壳、郁金、莪术、钩藤、千张纸、川楝子、蔓荆子、荜澄茄、诃子、草果、苏木、八角、芸香草；动物药材：碎蛇、蜈蚣、桑螵蛸、鹿茸、豹骨、斑蝥等	木通、半夏、南星、重楼、常山、苦参、竹节参、板蓝根、白芨、红豆蔻、十大功劳、续断、山药、黄精、乌药；家种药材有：木瓜、桃仁、金银花、薏苡仁、红花、白术等；矿物药材有：云母石等	云黄连、珠子参、大蓟、赖头参、川芎、石斛；动物药材有：熊胆、虎骨

2．景颇族对动物药的理解和认识

在景颇族药用动物中，哺乳纲动物最多（12种），其中大型哺乳动物比例较高，小型哺乳动物少。其次是爬行纲药用动物（6种），主要是蛇类。再次是昆虫纲药用动物（4种），主要是胡蜂。这些药用动物的一个特色是它们往往也是可食用的动物，一方面体现了景颇族药用动物的药食同源的特征，另一方面也说明了景颇族是在食用过程中，逐渐发现这些动物的药用功能。

在哺乳纲药用动物中，药用部位多种多样，但大部分都不是常见食用部位，在使用时，也一般不作为单方，而是与其他药用植物配伍使用。而除哺乳纲药用动物之外的其他景颇族药用动物一般都是整个身体直接入药。这与这些动物的大小有关，因为它们一般比较小，难以把有效药用部位分离出来。同时，也说明景颇族还没有把这些药用动物的有效部位做出明确的区分。

景颇族药用动物中最著名的是胡蜂。胡蜂酒作为我国四大民族医药之外唯一进入国家药典的民族药，是具有特殊的代表性的。景颇族对胡蜂的种类有明确的民族生物学区分，也对不同胡蜂的生活习性有认真的观察与总结。但是目前并没有对胡蜂酒的进一步开发利用，仅仅在景颇族社区内部泡酒饮用。这与胡蜂的人工饲养技术不成熟有关，因为没有稳定可靠的繁殖技术，无法保证胡蜂的数量，就难以进入到商业开发阶段。但景颇族对胡蜂的长期观察总结的传统知识无疑对于人工饲养技术能够提供具有实质性意义的帮助，这将是胡蜂酒未来惠益分享的基础。

3.景颇族对植物药的理解和认识

研究表明，景颇族传统医生使用植物药主要用于治疗跌打损伤、胃病、风湿病、肝病、结石、接筋接骨、水肿、解酒、肺病、贫血、疟疾、腰疼、便秘、补药、不孕不育、胆病、调经、疳积、感冒、咳嗽、烧伤、蛇咬伤、肾病、脱肛、止血25种疾病（图4-11）。

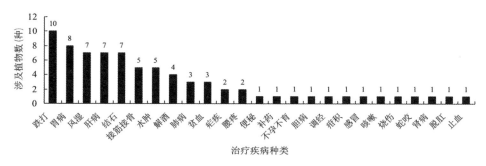

图4-11 景颇族治疗疾病药用植物使用情况

景颇族在长期的生产生活实践过程中，积累了丰富的利用野生药用植物的传统知识。在对景颇族传统医生调查时还发现有关药用植物资源认识的一些谚语，比如"有了三枝蒿，走遍天下都不怕"。而且有的传统医生认为即便相同的药材因为采摘季节和部位的不同药效也不尽相同。除医药知识以外，景颇族在其他方面也对植物资源有着充分的理解和利用。比如景颇族传统的以物表意的形式——树叶信❶以及一些以植物命名的地名、人名等❷，而此类现象的产生又是以传统植物知识、传统生态知识为基础。

4.景颇族药用动植物的获取途径

研究发现，景颇族传统医生对药用资源获取的优先顺序依次为采集、种植、购

---

❶ 郭老景.景颇族风俗文化 [M]. 芒市：德宏民族出版社，1999：49.
❷ 胡华斌.云南德宏景颇族传统生态知识的民族植物学研究 [J]. 昆明：中国科学院昆明植物研究，2006.

买。通常传统医生在观察患者的病情后即时上山采集鲜活的动植物药材，而一些稀少难以获取的或者常用药材才需要在庭院附近种植备用，只有野生环境下无法采集和栽培种植的药材才会选择到药铺中购买。

景颇族的传统医药知识与他们的生产生活实践密切相关。这种相关性主要体现在景颇族药物都是景颇族生活区域内可以采集或者捕获的，在动物药上也是如此。分析景颇族药用动物的来源，显示60%是当地捕获，而其他40%购买的药用动物也是生活在景颇族聚居区的，但因为种种原因，目前无法捕获，只能通过购买途经获取。

研究表明，采集仍然是景颇族传统医生获取植物药资源的主要途径，所有18位陇川县景颇族传统医生都进行药用植物的采集，并且有50%的传统医生仅通过采集获取药用植物，不进行种植或购买。有3位传统医生除采集外，还进行种植；有2位传统医生除采集外，还通过购买来获取所需植物药；仅有3位传统医生，他们以采集、种植和购买三种途径获取所需药用植物。

从目前景颇族传统医生植物药获取途径构成比例分析，当地植物药资源仍然基本能够满足传统医生的医疗实践，但已经有部分传统医生表示目前采集药材所需时间和路程都比过去要多，一些药物资源已经出现逐步减少的趋势。

5．景颇族药用动植物的利用方式

研究表面，景颇族传统医生对于药用动物的利用以与其他药物配伍为主，占动物药的78%；单独使用仅占12%；另有10%是炖肉同食。作为单方使用的动物药一般是外用药。而内用药大多数都是配伍使用。

研究表明，景颇族传统医生对植物药材的利用分为鲜用和干用两种，且所有的传统医生均使用鲜药和干药，这与其他一些少数民族医药中以鲜药为主的情况有所区别。该现象出现的原因可以从两方面来解释，一方面景颇族认为鲜药的使用其疗效较晒干备用药材要好，同时也能减少药材的储存工作。而另一方面干药的使用因为通过泡酒的方式能对药物进行持续有效利用，还与景颇族丰富的传统酒文化有密切关系。在过去缺医少药的时代，景颇族治疗和预防疾病在很大程度上依靠当地的野生植物，他们往往通过食用不同季节可采食的植物或将其制备成为饮料达到一定的保健或治疗作用。❶

---

❶ 许本汉. 德宏山野蔬菜 [M].芒市. 德宏民族出版社，2001：22.

酒是景颇族日常生活中必不可少的东西。人们在相遇时首先递上用竹筒装着的酒以表示友好或问候；在婚丧嫁娶等场合的礼品交换中，酒是头等重要的礼物之一；在祭祀仪式中，酒是给鬼灵最重要的献祭。并且研究发现传统医生中多有泡制药酒用于医疗保健的习惯，这13人占所有景颇族传统医生的72%，主要用于跌打骨折、腰酸背痛、冷热风湿以及补血等（表4-8）。

表4-8　景颇族传统医生泡酒利用情况表

医疗保健目的	使用数量	所占比例%
跌打骨折	10	53
冷热风湿	4	21
腰酸背痛	4	21
补血	1	5
合计	19	100

正是由于酒在景颇族的礼宾、节庆、宗教、医疗中的重要作用，才使得许多药酒泡制过程中的动植物遗传资源及有关利用的传统知识得以保存。另外由于与一般的医药配方相比，药酒配方的公开性更强，获取也较为容易，有可能成为生物剽窃的对象。

6．讨论

6.1 景颇族传统医学与传统药学的发展分析

传统医药知识是建立在传统的生产生活知识基础之上的，景颇族也不例外。景颇族医药知识缺乏与其他民族或地区的横向交流，主要是通过祖传或师传等同一民族内部的纵向传承，因为景颇族在历史上曾经长期没有文字，这种传承只能依靠口传心授的方法，并混合了一些神话或传说。例如景颇族将传统医药知识称为"阿公阿祖传下来的知识"，访谈中刀某称其家传的接筋接骨的药材配伍知识就源于祖先对动物自身医疗行为的观察。

目前，景颇族传统医药知识仍然处于经验性摸索阶段，只有一些模糊的认识，但还没有有机地结合民族传统文化，从而总结上升为理论的高度。如果按照一些研究者的观点，他们属于民间医生，而不是民族医生。

可是由于外来文化的干扰，以及民族传统文化的衰落，景颇族生产生活环境的变迁，都造成了景颇族传统医药理论难以发展，却随着拥有传统医药知识的老人逐渐过世，传统医药知识不断萎缩。长此以往，不仅难以形成系统的景颇族传统医药理论，反而连仅有的传统医药知识都会消失殆尽。因此，景颇族传统医药知识亟待保护和整理。

6.2 景颇族传统医生对药物资源的影响

分析认为，目前景颇族传统医生自采自用的利用方式并未对当地的药物资源产生不利影响，而外部因素导致的不合理开发利用才是导致目前景颇族医药资源减少的主要原因。

一方面传统医生对药用资源的利用采取自采自用的方式，而传统医生老龄化问题导致目前上山采药的传统医生人数和与之相关的医疗实践活动都大为减少，基本上不存在对药用资源的破坏。另外，"九五"期间陇川县政府针对景颇族的社会经济发展状况，以搬迁下坝的异地扶贫方式使景颇族群众搬迁下坝，在一定程度上也导致了一些传统医生对药用资源的获取难度加大。

另一方面是外部因素对药用资源的影响，主要分为有意识的开发和无意识的开发两个方面。虽然一些开发行为并不直接作用于野生动植物药资源，但是对药用资源的利用存在较大影响。

有意识的开发，即出于发展目的的开发，导致药用资源的减少。例如对龙江水利资源的开发，一些具有药用价值的植物将被淹没而无法利用。另外，对一些与中药同用的大宗药材，比如重楼等的大量收购，导致当地药用资源的不合理利用，甚至已经有部分药用植物资源出现濒临灭绝的境地。

无意识的开发，即出于生存目的的开发，导致药用资源的减少。一方面，对药用植物资源而言，伴随着甘蔗地的开垦一些具有药用价值的野生植物也被砍伐。对于药用动物资源而言，则因为土地的开垦导致其活动范围受到限制，栖息地面积逐渐减少而消失。另外，对于一些具有药食两用动物的不合理利用，例如用火烧蜂窝的方式对蜂儿进行获取导致用于泡酒治疗风湿疾病的土蜂数量大幅度减少。同时，诸如敌敌畏等农药的大幅度使用也会给具有药用价值的野生动物生存带来影响。

附录Ⅲ： 陇川县景颇族医药传统知识传承与发展现状访谈提纲

您好！为了更好地保护和继承中国的传统医药，特进行此次调查。本次调查仅用于科学研究，涉及您所提供的信息都必须得到您的批准，才可以公开发表，所以请您同意参与调查，并尽可能诚实准确全面地回答问题。如果有不方便回答的部分，请告诉调查人员，我们会尊重您的意见。

中央民族大学　　100081

访谈人基本信息：

性别：男（　　）　女（　　）　　　年龄_____　　　职业_____

民族支系：大山（　　）小山（　　）茶山（　　）其他_____

教育水平：小学以下（　　）　小学（　　）初中（　　）

　　　　　高中（　　）　　大学及以上（　　）

访谈内容：

1. 您是如何学习医药知识的？拜师/家传/自学/其他

2. 您学医学习了多少年？

3. 您从医多少年？

4. 您将您的医术传给了多少人（拜师或家传）？他们各自学习了多少年？

5. 您传授医术的人他们是否继续从医，如果没有，为什么？

6. 除求医问药外，其他寻访者的来源？　政府部门/科研部门/医药公司/个人

7. 您知道寻访者后来是否利用了从您这里获得的医药知识？用于何种目的？

8. 您知道有景颇族的药方被骗的事吗？

9. 您比较擅长治疗的病症有？

10. 您每个月的门诊量有多少？

11. 您主要的医疗技法有哪些？针灸/按摩/拔罐，等等

12. 您是否使用吹水等超自然疗法？您觉得该方法有效吗？起的作用是什么？

13. 您是否与其他的民间医生（包括境外的景颇族）进行医术上的交流？

14. 您是否到市场上或是境外行医？为什么？

15. 您所用的药材主要为新鲜还是干品？

16. 您所用药材获取渠道是？采集/种植/购买

17. 您目前采集一包草药所需的时间和路程情况如何？与之前相比？

18. 您认识的草药大概有多少种？常用的有多少种？

19. 您用过动物药或者矿物药吗？分别为什么？

20. 您是怎么收取治疗报酬的？每包药多少钱？

21. 您还知道您所在村寨或附近村寨还有像您这样的草医？

22. 您家庭的主要收入是什么？行医吗？

23. 您是否参加过一些医疗机构的培训？培训过哪方面的医学知识？

24. 您有把自己治病的一些单、验方进行整理吗？用汉语？景颇语？如果没有，为什么？

25. 您愿意将您的药方出售给医药公司吗？如果不愿意，为什么？

26. 您有在您的传统成药配方以及在传统基础上进行研究创新吗？

27. 您自己研制的新药有多少种？主要治疗什么病？

28. 您自己平时有研制或使用一些营养保健品吗？药酒？配方？

第5章

传统医药知识的获取与惠益分享探索

第1节　传统医药知识惠益分享的蓝图与路线图分析

1. 背景

《生物多样性公约》（*Convention on Biological Diversity*，CBD）三大目标是：保护生物多样性、可持续发展与惠益分享。经过公约秘书处多年的努力和各缔约国的积极响应，保护生物多样性和可持续发展已经得到了世界各国广泛的认同，进入到包括我国在内的诸多国家的政策和法律体系之中，取得了明显的成果。而作为《生物多样性公约》最后的目标，惠益分享在进行了多年的"马拉松"❶谈判之后，曾经由于各缔约方受各自的处境约束和利益驱动，长时间无法达成一致。

自1998年5月在斯洛伐克布拉迪斯拉发举办的《生物多样性公约》第4次缔约方大会（COP-4）上，决定建立一个地区平衡的关于获取与惠益分享（Access and Benefit-sharing，ABS）开始，各届缔约国大会都试图推进建立ABS的国际制度。❷ COP-8（2006年3月，巴西库里提巴）责成ABS工作组于2010年COP-10召开之前，尽早完成关于ABS国际制度的谈判。❸

在日本名古屋召开的COP-10的核心内容就是对"遗传资源获取与惠益分享

---

❶ 薛达元. 遗传资源获取与惠益分享：背景、进展与挑战 [J]. 生物多样性，2007，15（5）：563-568.
薛达元，蔡蕾.《生物多样性公约》遗传资源获取和惠益分享国际制度谈判进展 [J]. 环境保护，2007（22）：72-74.

❷ [EB/OL]. [2014-10-21]. http：//www.cbd.int/decision/cop/?id=7131.

❸ 薛达元，《名古屋议定书》的主要内容及其潜在影响 [J]. 生物多样性，2011，19（1）：113-119. http://www.cbd.int/decision/cop/?id=11016，2014.10.21.

议定书"进行谈判。实际上，在为期12天（2010年10月18~29日）的COP-10上，第11天（10月28日）深夜时分的最后一次协商会议，各缔约方仍然各持己见，造成议定书的谈判破裂。主办方日本的随即介入可谓力挽狂澜。通过日本政府的斡旋，谈判各方也意识到妥协的必要，终于第10次缔约方大会于2010年10月30日凌晨通过了《名古屋议定书》。❶

中国是《生物多样性公约》的缔约国，同时作为遗传资源及相关传统知识的资源大国，也是拥有开发和利用能力的科技大国，在国际的惠益分享实践中具有举足轻重的影响力。中国应该主动、快速、重量地参与到这种惠益分享专门制度的国际规则制定中，从而为未来的发展奠定坚实的基础。

然而中国目前对于遗传资源及传统知识的惠益分享研究还比较薄弱❷，主要集中在知识产权法的理论分析领域，缺乏对于惠益分享的实践性理解。本节是研究人员在遗传资源及相关传统知识的田野调查的经验基础上，通过对《生物多样性公约》秘书处提供的惠益分享蓝图的分析，提出中国进行惠益分享实践的路线图，从而探讨如何建立具有操作性的惠益分享方案。

2. 惠益分享的蓝图分析

2.1 生物多样性公约的惠益分享蓝图

在《生物多样性公约》秘书处出版的获取与惠益分享系列概览出版物中，获取与惠益分享的示意图（图5-1）显示了获取与惠益分享各方的关系以及实现惠益分享的蓝图。❸

---

❶ 薛达元. 《名古屋议定书》的主要内容及其潜在影响 [J]. 生物多样性，2011，19（1）：113-119.
　薛达元. 《生物多样性公约》新里程碑：名古屋ABS议定书 [J]. 环境保护，2010（23）：68-70，（24）：76-78.
❷ 薛达元. 《名古屋议定书》的主要内容及其潜在影响 [J]. 生物多样性，2011，19（1）：113-119.
❸ 生物多样性公约秘书处. 2010. ABS系列概览——获取和惠益分享.

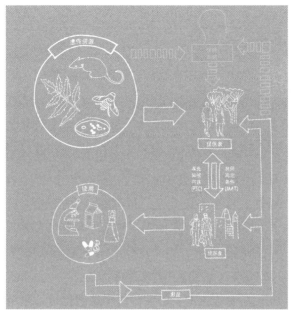

图5-1　遗传资源及相关传统知识的惠益分享蓝图 ❶

在蓝图（图5-1）的左上方，是以动物、植物、微生物为代表的遗传资源。根据生物多样性公约的定义，遗传资源是指具有实际或潜在价值的来自植物、动物、微生物或其他来源的任何含有遗传功能单位的材料 ❷。在获取与惠益分享制度中，遗传资源是直接或间接通过提供者进入到这个获取与惠益分享体系的。直接是指提供者直接将遗传资源的基因、个体或群体提供给使用者。而间接是指提供者将他们利用这些遗传资源的传统知识，提供给使用者，从而让使用者可以开发利用这些遗传资源。

在蓝图的右上方，是以虚线链接的传统知识。在获取与惠益分享的体系中，传统知识指土著和地方社区（ILC）与遗传资源相关的知识、创新和实践。❸ 这些传统知识的特点是基于社区的生产生活经验而形成，适应了当地需要、文化和环境，往往是世代相传的，通过土著与地方社区的传统文化进行解释和分类。传统

---

❶ 生物多样性公约秘书处. 2010. ABS 系列概览——获取和惠益分享.
❷ 《生物多样性公约》第2条，http://biodiv.coi.gov.cn/fg/hy/05.htm，引用时间：2014-10-21.
❸ Swiderska K. Banishing the biopirates：a new approach to protecting traditional knowledge. Gatekeeper Series No 129，International Institute for Environment and Development，Environmental Economics Program，London.
薛达元. 郭添. 论传统知识的概念与保护 [J]. 生物多样性，2009，17（2）：135–142.

知识在这个蓝图中，被视为提供者对于遗传资源的认识，因此位于遗传资源到持有者单向度的中间位置。

在蓝图的中间，是遗传资源及相关传统知识的提供者。在这个获取与惠益分享的体系中，提供者包括但不限于土著与地方社区，而是任何相关的所有权人。从法理上说，只有当提供者作为遗传资源及相关传统知识的持有者时，其才具备所有权人的资格，可以对于遗传资源及相关传统知识进行处置。提供者在这个系统中，是一个核心的位置，联系着遗传资源、传统知识、使用者等。❶

在蓝图的右下方，是遗传资源及相关传统知识的使用者。在这个获取与惠益分享体系中，使用者可能是科学研究人员，也可能是商业开发人员，或者是任何利用了遗传资源或相关传统知识的当事方。在使用者和提供者之间，需要签订"事先知情同意"和"共同商定条件"两个文本，分别规定获取程序和惠益分享程序。❷这两个文本对于当事双方都是具有法律效力的。

在蓝图的左下方，是遗传资源及相关传统知识的使用。使用包括针对这些遗传资源和传统知识的科学研究、技术开发、商业利用等❸。这些使用由于涉及了使用者、提供者和传统知识的贡献，因此需要将使用遗传资源和传统知识带来的惠益，对这几个当事方进行公平公正地分享。

一般来说，获取遗传资源可同时为使用者和提供者带来惠益。获取与惠益分享的制度应该保证遗传资源的获取和使用方式为使用者、提供者以及资源所在的生态环境和社区带来最大惠益。

在大多数情况下，遗传资源的获取涉及利用土著和地方社区（ILC）的传统知识。因此，获取和惠益分享程序需要使用者获得土著与地方社区的许可授权才可以使用传统知识，并与拥有传统知识的土著与地方社区分享由其使用所带来的惠益。

---

❶ 赵富伟，薛达元. 遗传资源获取与惠益分享制度的国际趋势及国家立法问题探讨 [J]. 生态与农村环境学报，2008（2）：92-96.

❷ 薛达元，蔡蕾.《生物多样性公约》遗传资源获取和惠益分享国际制度谈判进展 [J]. 环境保护，2007（22）：72-74.
《生物多样性公约》第15条第5款[EB/OL]. http：//biodiv.coi.gov.cn/fg/hy/05.htm，2014-10-21.
薛达元. 遗传资源获取与惠益分享 [G]// 第六届全国生物多样性保护与持续利用研讨会论文集. 2004：444-462.

❸ 关于获取遗传资源并公正和公平分享通过其利用所产生惠益的波恩准则[EB/OL]. www.cbd.int/doc/publications/cbd-bonn-gdls-en.pdf . 2014-10-21.

2.2 惠益分享蓝图的几个有待解决的问题

作为一张惠益分享的蓝图，上述示意图（图5-1）总体来说基本概括了当事各方的关系。但仍然在人员关系上和惠益关系上，存在几个有待解决的问题。

在人员关系上，提供者并非是一个静态的群体，可能包括国家主管部门、地方主管单位、土著与地方社区等多种群体 ❶，如果仅仅考虑提供遗传资源和传统知识，提供者还可能包括技术研究人员等。本节认为，这里需要澄清的是遗传资源和传统知识的所有权归属，只有所有权人，拥有签署事先知情同意的权利，才可以有效进行使用权等系列权利的转移。因此，提供者的确认，是一个所有权确认的过程，这个方面目前还没有得到充分研究论证。

同样，使用者也未必是一个单独的法人，很可能包含多个法人，例如：自然人、科研单位、商业公司、国家机构、国际组织等 ❷。从法理上说，凡是所有权人之外的任何当事方，都应该属于使用者范畴，因此在使用过程中，首先需要签订事先知情同意，而共同商定条件可以在具体使用产生惠益之前签订。故此，事先知情同意和共同商定条件很可能是多个、层叠、复杂的合约过程。

在惠益关系上，首先需要有惠益基础，就是对于遗传资源及相关传统知识的利用能够产生利益。而惠益分享是从这个利益中，分享一个当事各方可以接纳的比例。并非所有的科研开发都必将产生利益，而且，在科学研究和技术开发之前，遗传资源及相关传统知识的惠益水平很可能是未知的，甚至在进行商业市场投放之际，这个利益的多少都是不确定的，因此在签订共同商定条件时，应该基于现实的惠益关系，而不仅仅是某个当事方的不当期待。

在蓝图的惠益反馈中，将惠益分享给使用者和提供者，如果含有传统知识，也将对传统知识的持有方（土著与地方社区）进行惠益分享，但是没有考虑到遗传资源本身的需要。按照此蓝图操作，将无法保证这个惠益分享程序，对于遗传资源的保护和可持续利用是积极的。甚至可能由于忽视了生物多样性的贡献，从而加速了对于遗传资源掠夺式的利用。

---

❶ 生物多样性公约秘书处. 2010. ABS系列概览——获取和惠益分享.
❷ 同上。

3．惠益分享的路线图

3.1 获取的"事先知情同意"

遗传资源或相关传统知识的获取，需要以"事先知情同意"作为程序要件。❶事先知情同意作为一种许可制度，必须是由遗传资源或相关传统知识的所有权人行使许可权，并规定使用的用途，使用者才合法获取遗传资源或相关传统知识的使用方式。

遗传资源或相关传统知识的所有权人认定一直是这个许可制度的难点。一个单一的所有权人认定的简化方案很可能是削足适履式的教条模式。如果制定相关许可制度的人员不了解所有权的实际情况，难以避免闭门造车式的不切实际。比较可行的方式是通过逐案处理的方式（Case by Case），积累相关的理论与实践，为所有权人认定的发展提供基础信息。

在遗传资源或相关传统知识所有权人不明确，或者已经明确消逝的前提下，可以由国家代使所有权人的相关权利。

而且，签署事先知情同意的所有权人，应该包括所有的所有权人，或者得到所有的所有权人的明确授权，才可以有效行使相关许可权。

3.2 科学研究的技术方案

一般来说，遗传资源及相关传统知识需要经过转换，才能进入到现代社会的体系中，从而产生惠益。

遗传资源在传统的社区中，有时只是作为生物资源而得到使用。例如，用于薪柴。对于遗传资源经过一定认识后，往往以社区的传统知识重新认识遗传资源，这时，可能的用途就变得多样。例如，食用或者药用。但是对于重要性状的分离纯化还处于很大的随意性阶段。经过现代生物学等科技手段，遗传资源展现出更丰富多样的潜力。而对于遗传资源的现代生物学等科技手段的分析应用，就是实现了从传统社区的遗传资源到现代社会的商业资源转换的过程。

而传统知识作为社区经验的积累，一般来说，不能直接用于商业开发，而是需要经过转换，形成一套技术方案，可以用于商业开发。这种转换有可能在社区内部发生，但是更多情况下，是社区之外的使用者完成的。

因此，转换过程在惠益分享中，成了一个被忽略的重要环节。从实际来说，这

---

❶ 秦天宝. 论遗传资源获取与惠益分享中的事先知情同意制度 [J]. 现代法学，2008（3）：80-91.

种转换经常努力成为某种知识产权，例如基因专利或者药物专利。当转换工作的努力得不到应有的肯定，那么从事这样转换的人员就会流失，或者尽量规避遗传资源及相关传统知识的使用情况。而在惠益分享中，对于进行转换工作的努力，也给予足够的惠益分享，那么可能会极大地促进遗传资源及相关传统知识造福人类。

3.3 惠益分享的"共同商定条件"

共同商定条件是遗传资源或相关传统知识的提供者与使用者就遗传资源或相关传统知识的获取和使用条件以及双方之间的惠益分享达成的协议 ❶。也即每次的获取、使用、转让等，都需要签署共同商定条件。

由于提供者和使用者在信息上的不对称，因此"事先知情同意"和"共同商定条件"需要考虑到遗传资源及相关传统知识的潜在利用价值。因此，需要在协议中规定使用内容和方式，在规定的使用内容和方式之外的部分，应该重新签订相关协议。

由于惠益分享的目标主要是生物多样性的保护和可持续利用，因此，共同商定条件应该主要将惠益分享用于这方面，而不是增加所有权人的经济收入。另外，惠益分享应该涵盖各类所有权人，并对遗传资源及相关传统知识的保护和可持续利用提供经济基础。

可以在事先知情同意程序中，要求一旦有惠益产生，即需要签署共同商定条件。并且在共同商定条件的合同中，将相关的事先知情同意文本作为附件。

3.4 惠益产生的商业开发

遗传资源得到识别和认识，甚至具有实际可行的商业化方案；传统知识转换为切实的技术方案；这都不意味着，惠益就可以自动产生。

惠益的产生还需要更实际的市场运营工作。只有在市场中，将遗传资源或传统知识应用的商品销售之后，才能产生惠益，从而实现惠益分享。这就需要以商业的运作模式，在市场中竞争，得到消费者的购买。

在中国的惠益分享的难点不仅在于惠益分享对象的确定等，还在于惠益难以产生。大量的传统知识无法变成具有市场竞争能力的技术方案，随即被更具备市场

---

❶ 生物多样性公约秘书处. 2010. ABS系列概览——获取和惠益分享简介.

能力的商品所排斥。

因此，如何推动遗传资源及相关传统知识形成技术方案，并由此方案开始商业化发展，从而产生切实的惠益，也是惠益分享制度中，需要进行考虑的。也就是说，在制度设计的时候，如何保护进行转换和产生惠益的商业机构，也是一个重要的步骤。国家应该推动这两个部分，不设置障碍。而社会机构应该推动惠益分享得到消费者的认可。

3.5 惠益分享的目标达成

惠益分享必须在产生惠益之后，对于产生的惠益，进行合理分配。惠益分享的目标在于遗传资源及相关传统知识的保护和可持续发展[1]，故此，进行分配时，需要以此作为指导方针。

对于遗传资源所在社区，应该促进遗传资源的保护，并增加遗传多样性。对于传统知识所在社区，应该提高传统文化的自信，并建立传统知识传承机制。对于持有遗传资源或传统知识的人员，应该给予物质和非物质的鼓励，形成良好的社会文化。对于进行转换的人员，应该给予合理的报酬，并各种鼓励。对于进行商业开发的机构，应该给予保护和支持，增强对遗传资源和传统知识可持续发展的动力。

4．分析和讨论

4.1 惠益分享对象的整体性

基于上述分析，可以发现遗传资源、传统知识和提供者可以而且应该成为一个整体，作为惠益分享的对象，这样才能更好地达到惠益分享的目标。

根据公约的规定，国家对于其管辖区域内的遗传资源拥有主权。因此，国家成为遗传资源的提供者。而作为惠益分享的对象，不仅应该包括国家，还应该包括所涉及的遗传资源。也就是需要国家实现惠益分享的目标：遗传资源的保护和可持续发展。而为了更好地达到这一目标，应该明确遗传资源所在的社区，并且在社区内进行以惠益分享为手段的遗传资源保护和可持续发展。故此，国家拥有遗传资源的主权，而社区拥有遗传资源的所有权，社区通过国家批准的程序，有条件地转让遗传资源的使用权，从而实现惠益的产生，最终实现惠益分享。

---

[1] 秦天宝. 遗传资源相关传统知识的法律保护 [N]. 中国知识产权报，2008.

对于涉及传统知识的惠益分享，应该将土著与地方社区作为一个整体，成为惠益分享的对象。这里的土著与地方社区不是一个地理概念，而是一个系统的概念，这个系统包括一个完整的生态功能单位：自然、人类、社会文化和经济的共同体。提供者本身属于这个土著与地方社区，而遗传资源也属于这个土著与地方社区，传统知识就是在这个土著与地方社区出现和发展的。土著与地方社区作为传统知识的知识产权人，可以经过国家批准的合法程序，有条件地转让传统知识的使用权。土著与地方社区作为整体接受惠益分享，这才是正确的惠益分享对象。

4.2 惠益分享对象的互动性

作为惠益分享对象的提供者、遗传资源和传统知识，他们构成了一个整体性的存在，同时，他们内部也有互动的特征。

作为在社区中的人，其生产生活都无法脱离遗传资源而存在，故此，他们深受遗传资源的影响。而他们对于遗传资源的认识，无论是以传统知识的方式，还是以现代知识的方式，都会对遗传资源产生作用。

传统知识在这里特指那些与遗传资源有关的知识、创新和做法。因此，传统知识是人对于遗传资源的某种认识，这种认识是经验性地改变着的，故此，传统知识即受人的影响，也受遗传资源的影响；与此同时，传统知识本身也影响着遗传资源的情况，还影响着人类的行为。例如对冬虫夏草药物的传统知识被越来越多的人所知道之后，冬虫夏草资源受到破坏性开采，而采集冬虫夏草的人员成分由当地人转换为大量的外来人员。在这样的热潮中，作为一种传统知识的冬虫夏草药用价值也有改变，而冬虫夏草资源的匮乏，造成了物以稀为贵的效果。

故此，惠益分享作为一种手段，应该成为调节提供者、遗传资源和传统知识的杠杆，从而有效地保护和可持续利用生物多样性与文化多样性。

第2节　传统医药的惠益分享可行性分析——以景颇族胡蜂酒为例

1．背景情况

传统医药是指地方社区在传统文化背景下指导和使用的，以医疗保健卫生为目的，经验性医疗实践和传承，包括医学知识、诊治方法和药学知识。从这个意义上说，我国传统医药可以分为三个部分：中医药、民族医药和民间医药。

传统医药是传统知识的重要构成部分，也是在进行惠益分享国际谈判时，最难以达成一致的部分。在《名古屋议定书》的谈判过程中，由于中国传统医药中的中医药被韩国的汉医和日本的东医广泛借鉴和采用，如果对于中医药传统知识也有惠益分享的义务，那么韩国和日本将受到巨大的影响，故此对已经文献化的传统医药知识的态度成为谈判的焦点。

可见，传统医药的惠益分享是传统知识惠益分享中最受关注的部分。考虑到传统知识惠益分享的目标在于传统知识的保护和可持续发展，对我国中医药来说，这一目标还以其他方式在努力达成。例如，中医药保护条例，对于中药方的保护，既非专利保护，但是又属于知识产权。然而，中医药保护品种对传统医药的保护是被动的、局限性很大的。一方面，如果没有申请，即没有保护。而传统医药的保护应该是主动的，即使没有申请，当发生争议的时候，也按照申请过进行保护，这类似于版权的保护。另一方面，中医药保护条例主要对中医药的药方进行保护，对于民族医药和民间医药，由于其被动的特征，所以无法覆盖。而传统医药保护不仅关注各类药方，还关注持有这些传统医药知识的主体，也是对于传统医药的传承问题有很大的关注。

然而，目前我国传统医药还缺乏明确的惠益分享案例。这一方面由于没有相关的政策法规对此提出明确要求；另一方面由于传统医药知识进入"中医药品种保护"或"专利保护"的领域内，从而进行着不恰当的"惠益分享"，也即仅保护了传统知识提供个体的知识权利，忽视了传统知识作为传统文化的一部分，是地方社区培育出来，并且只有在地方社区的文化下，才能可持续发展的现实。

而传统医药的惠益分享在实际操作时，往往会遇到很多难题。具体来说，包括如下几个问题：

谁来进行惠益分享？

给谁进行惠益分享？

谁能管理惠益分享？

为什么要惠益分享？

如何进行惠益分享？

为了回答这些问题，需要以具体可行的案例进行分析讨论，本节选取景颇族传统医药中具有代表性的胡蜂酒（动物药）进行了惠益分享模式的可行性分析，并尝试回答上述问题，以期为公平公正地获取和分享因利用与此相关的传统知识而产生的惠益提供建议和意见。

2．胡蜂酒案例

景颇族胡蜂酒是当地景颇族社群普遍了解认识的民间药酒 ❶。在当地有深厚的历史文化基础，是景颇族引以为豪的象征。景颇族有多年使用胡蜂酒治疗风湿性疾病的传统经验 ❷。并且这一传统经验得到了中国药典的接纳。

景颇族胡蜂酒是无可争议的传统药物。景颇族胡蜂酒是民族传统医药知识。并且对于胡蜂酒的主权、所有权和使用权没有争议。

与此同时，惠益分享不仅是国家或者政府的行为，更应该成为消费者乐于接受，从而得到生产者的追随。如果惠益分享仅仅是国家的某种行政要求，那么可以想象执行成本过高，从而导致的规避行为。所以，如何将惠益分享设置成具有可见、实际、快速的短期效益与长远效益相结合的机制就尤为重要。

而每个具体传统知识实现惠益分享都需要逐案对待（Case by Case），并且力图实现"事先知情同意"与"共同商议条件"。

特别是在没有现成的案例可以遵循的情况下，尤其需要认真思考每个案例的特征，从而建立起一套行之有效的惠益分享方案。

2.1 景颇族胡蜂酒概况

景颇族胡蜂酒是云南省德宏傣族景颇族自治州的景颇族传统医药，也是进入到《中华人民共和国药典》的极少数民族药之一。由于天然药物在世界范畴内很少进入国家级药典，所以，中国药典具有极其独特的代表性。而在中国药典中，除藏族药、蒙古族药、傣族药和维吾尔族药四大民族医药之外，少数民族医药唯有景颇族胡蜂酒列入其中。由于我国承认的民族医药只有上述4种，其他民族医药都在发展之中，故此，景颇族的胡蜂酒作为一种从民间药向民族药发展的过程中的代表，具有很强的示范效应。

---

❶ 龚济达，成功，薛达元，郭云胶，杨京彪. 云南省陇川县景颇族药用动物传统知识现状 [J]. 云南农业大学学报（自然科学），2012（3）：308–314.
❷ 同上。

胡蜂酒 ❶

Hufeng Jiu

本品系景颇族验方。

【处方】鲜胡蜂100g。

【制法】取鲜胡蜂，加白酒1 000ml，浸泡15天，滤过，分装，即得。

【性状】本品为棕色的澄清液体；有特异腥香气，味苦、麻、微辛。

【检查】pH值 应为4.0～5.0（附录VII G）。

乙醇量 应为40%～50%（附录IX M）。

总固体 精密量取本品25ml，置称定重量的蒸发皿中，蒸干，在100℃干燥3小时，称定重量。遗留残渣不得少于2.5%。

其他应符合酒剂项下有关的各项规定（附录I M）。

【功能与主治】祛风除湿。用于风湿闭阻所致的痹病，症见关节疼痛、肢体沉重；急性风湿病、风湿性关节炎见上述症候者。

【用法与用量】口服。一次15～25ml，一日2次。

【注意】服后偶有皮肤瘙痒，次日可自行消失。

【贮藏】密封，置阴凉处。

2.2 胡蜂酒惠益分享的目标和内容

惠益分享的总体目标是实现生物多样性的保护和可持续发展。故此惠益分享本身是一种手段，而非目的。具体的案例需要在此指导原则下进行探索和思考。在本案例中胡蜂酒的惠益分享是为胡蜂酒等景颇族传统医药知识的保护和可持续发展提供基础。胡蜂酒作为一种具有经济潜力的景颇族传统医药代表，通过实现惠益分享，能够促进景颇族传统知识，特别是传统医药知识的保护和可持续发展。

胡蜂酒的保护包括两个方面的内容，一方面是关于胡蜂种群资源的保护，另一方面是有关胡蜂酒的传统知识保护。惠益分享对于这两个方面的保护都有直接的积极作用。

就胡蜂资源而言，惠益分享给当地社区带来了惠益，社区意识到胡蜂的价值，自然会采取主动的措施努力保护胡蜂的种群。但这其中又涉及一个胡蜂资源的存

---

❶ 国家药典委员会编. 中华人民共和国药典（2010年版）第1部 [M]. 北京：中国医药科技出版社，2010：875-875.

在形式问题，即野生或是家养。野生指胡蜂在野外建群，目前尚未实现完全的人工繁育。家养是指在胡蜂建群之后，掌握胡蜂捕获相关传统知识的当地群众，会跟踪并识别到胡蜂窝，并摘取回家，挂在家里饲养。从此，这窝胡蜂不再属于公有领域，而是个人的私有物。既然是私有物，就会得到精心的照料和保护。如果资源属于公有领域，当产生惠益的时候，很可能会涸泽而渔，这就是"公地的悲剧"[●]。然而一个健康的胡蜂群，能够产生更多的后代，带来更多的价值，并且寻找胡蜂和饲养胡蜂的传统知识也因此得到很好的发展和传承。

惠益分享的一个目标还在于可持续发展。对于胡蜂种群资源和相关传统知识，最重要的可持续发展的困难就在于胡蜂的越冬问题，因为如果胡蜂的大量死去，对其种群资源和相关传统知识的可持续发展就无从谈起。目前解决胡蜂的越冬问题有两个主要途径，一方面是通过科研人员的攻关研究，另一方面是通过当地群众的经验摸索解决。最佳方案是采取社区参与的方式将这两个途径有机地结合起来，而惠益分享可以提供部分资金，也可以引起当地群众的参与热情。

3. 胡蜂酒惠益分享可行性分析之SWOT分析

3.1 胡蜂酒惠益分享的优势（Strengths）

胡蜂酒是景颇族传统医药的重要组成部分，在景颇族地区，胡蜂酒及相关传统知识是广为人知的 [❷]。作为一种传统医药知识，胡蜂酒的所有权和使用权都属于景颇族。

胡蜂酒已经进入国家药典。中国药典是国际上少有的包括传统药物的国家药典。而在中国药典的第一部分，以中药为主，还有少量的民族药。在民族药中，除了藏族药、蒙古族药、维吾尔族药和傣族药等得到国家承认的民族医药体系之外，唯一的民族药就是景颇族的胡蜂酒。可见，胡蜂酒是各个民族的民间药进入药典的先驱，具有代表性和示范性。

胡蜂可以参与生态农业，进行生物防治。胡蜂具有显著的捕捉昆虫的能力。通过胡蜂的饲养，对于周边的昆虫防治有明显效果，同时减少农药使用量，降低农

● 陈新岗. "公地悲剧"与"反公地悲剧"理论在中国的应用研究[J]. 山东社会科学，2005（3）：75–78.
陈晓东. 2009. 地方政府水资源管理职能研究 [D]. 上海交通大学.
在陈晓东这篇文献里面提及并比较详细地解释了英国学者哈丁（Hardin）的"公地的悲剧"论。
❷ 龚济达，成功，薛达元，郭云胶，杨京彪. 云南省陇川县景颇族药用动物传统知识现状 [J]. 云南农业大学学报（自然科学），2012（3）：308–314.（无法确定，因为没有标注日期）

业成本，保护农民人身健康。

同时，胡蜂的其他部分也具有极高的经济价值。在云南省景颇族聚居的德宏州，胡蜂蛹市价达到每公斤240元，成体胡蜂，即可以泡制胡蜂酒的胡蜂，每只价格在2元到10元。一窝胡蜂，在年底直接的经济效益即可达到3 000 ~ 8 000元。（2011年胡蜂幼虫的市场价在300元/kg左右，用于泡酒的成年胡蜂市场价1元/只，因此，一窝胡蜂每年可以为当地群众带来近2万元的直接经济收入❶）这对于当地来说，是重要的现金收入，且几乎无须劳力投入，成本相对较小。

3.2 胡蜂酒惠益分享的劣势（Weakness）

胡蜂资源退化是胡蜂酒目前最大的限制因素。由于胡蜂的价格最近上升很快，故此造成了对于野生胡蜂资源的过度攫取，使得野生胡蜂种群数量下降。但是更主要的因素是，当地使用过多的农药，造成胡蜂种群数量的急遽下降。

此外，胡蜂酒是已经公开的景颇族传统医药知识，故此容易被不当侵占。虽然目前还没有医药企业正式开发景颇族的胡蜂酒药物，但是在网络上，已经有人利用电子商务的模式，经营胡蜂酒。在德宏州的市场上，可以见到少量出售的胡蜂或浸泡好的胡蜂酒，这属于当地社区的合法使用。

3.3 胡蜂酒惠益分享的机遇（Opportunity）

作为已经进入国家药典的正式药物，景颇族胡蜂酒还没有正式开发。这其实是一个非常难得的机遇，可以尝试建立进行惠益分享的景颇族胡蜂酒药业公司。这比已经有了成熟开发项目的传统知识，更容易开展惠益分享。

景颇族胡蜂酒的所有权清晰，使用权没有争议，这都非常有利于实现惠益分享。

国家对于西部开发的重视，德宏州作为我国连接印度洋的重要口岸，是桥头堡的前沿阵地，这作为景颇族胡蜂酒开发的背景，是十分有利的。

当地的德宏州师范学院有一家食用昆虫研究所，已经从事了多年的胡蜂饲养和越冬研究，取得了不少成果，特别是积累了当地饲养胡蜂的经验。

当地的交通条件逐步改善。这对于发展景颇族胡蜂酒具有很直接的作用。

消费者越来越认同天然药物产品，民族传统药物容易得到信任，特别是景颇族胡蜂酒作为药典明确记录的药物，可以容易得到消费者认可。

---

❶ 龚济达. 云南省德宏州景颇族医药传统知识传承与发展现状研究 [J]. 中央民族大学，2012.

3.4 胡蜂酒惠益分享的挑战（Threats）

胡蜂酒还缺乏市场认同。由于胡蜂酒没有进行过市场开发，在德宏州之外，特别是景颇族之外，缺乏对于胡蜂酒的认知，所以开拓市场是一个挑战。

当地没有人才、资金、技术和市场经验，对于开发胡蜂酒是另外一个困难。

最大的挑战来自对于惠益分享这种新鲜事物，进行商业开发的公司，接纳起来比较有困难。因为惠益分享增加了成本，包括需要专门的人员投入时间精力，以及公司对此的配合，还有需要拿出惠益进行分享。

4．实现胡蜂酒惠益分享目标的途径

实现胡蜂酒惠益分享需要多方面的合作。

首先，需要成立具有惠益分享意识的商业机构。因为进行惠益分享，前提是有惠益产生❶，而惠益产生需要有商业机构的运营。这样的商业机构不仅需要有市场竞争能力，而且需要具备长远目光，能够理解惠益分享是对自身的长远利益有帮助的。

其次，政府需要为惠益分享提供保护性的政策法规。需要通过传统知识产权保护的"专门制度"，对景颇族对于胡蜂酒的传统医药知识进行新型的产权保护。作为产权的保护，需要考虑到传统知识的特点，以及惠益分享的目标在于保护和可持续发展传统知识。所以，对当地社区内部，不能进行排他性的产权保护，反而需要鼓励当地社区使用、发展传统知识。但是对社区外部，需要有排他性的产权保护，特别是使用权的委托，需要严格认真对待。

再次，社会各部门需要对惠益分享有所认知和接纳。惠益分享是一种全新的理念，需要社会的接纳，才能成为有效的制度，也才可能有良好的可持续的发展。故此，需要一个非政府、非商业的机构，专门认证惠益分享，从而给社会一个客观中立的平台。这个机构也应该成为宣传推广惠益分享的主体。

最后，当地社区需要在各个层面参与到惠益分享之中。包括参与到商业机构的工作之中；在社区内部，积极发展相关传统知识；配合政府的政策法规，作为传

❶ 成功，龚济达，薛达元，郭云胶，刘春晖. 云南省陇川县景颇族传统医生的现状分析 [J]. 云南农业大学学报（自然科学），2013（2）：151–156.
林燕梅，成功. 遗传资源及相关传统知识惠益分享的蓝图与路线图分析 [J]. 中国发明与专利，2013（11）：49–53. 或者成功，王程，薛达元. 国际政府间组织对传统知识议题的态度以及中国的对策建议 [J]. 生物多样性，2012（4）：505–511.

统知识的所有权人，将使用权正式委托给具备惠益分享内容的商业机构；与商业机构进行谈判，包括事先知情同意和共同商定条件等协议；参与宣传推广惠益分享的事业中；明确自己的权利和义务。

总体来说，需要发扬景颇族胡蜂酒的优势，克服劣势，抓住机遇，化解危机。

5. 传统医药胡蜂酒的惠益分享建议

5.1 成立胡蜂酒药业发展有限公司

胡蜂酒药业发展有限公司需要是一个独立的商业法人。该公司与景颇族应该达成"事先知情同意"和"共同商定条件"等协议，对于胡蜂酒的开发形成共识，签订合同文本。

胡蜂酒药业发展有限公司可以采取公司加农户的方式，在景颇族的主要聚居地与当地的景颇族社区合作，年初发放胡蜂种群，年底收购胡蜂。可以设立胡蜂收购的保护价。这样可以保证景颇族人民饲养胡蜂的积极性，以及提供经济保障和技术支持，增加当地社区收入。

胡蜂酒发展有限公司通过"共同商定条件"，得到景颇族传统医药知识胡蜂酒开发使用的排他性权利。这样在德宏州景颇族内部，仍然可以不以商业为主要目的地保护胡蜂酒传统医药知识的发展。在景颇族之外，由于该公司具有排他权，所以可以具有市场竞争的优势。

胡蜂酒药业发展有限公司需要进行惠益分享。具体的分享方式应该体现在"共同商定条件"等协议中体现。

5.2 成立景颇族社区合作社

为了更好地保护传统知识，发展传统文化，景颇族社区内部的能力建设是必不可少的内容。

景颇族社区合作社一方面可以成为惠益分享的对象，另一方面可以作为传统知识的交流和发展的载体。根据2010年第六次全国人口普查统计，景颇族人口数为147 828人 ❶。胡蜂酒的惠益分享如果均分到每个景颇族人，数量非常有限，而且不能满足保护传统知识的需要。故此，需要找到更有效地保护和可持续发展景颇族传统医药知识的途径。景颇族社区合作社可以更多地交流传统医药知识，也可

---

❶ [EB/OL]. [2014–10–22]. http：//www.stats.gov.cn/tjsj/pcsj/6rp/indexch.htm.

以以社区合作社的方式，互相监督，更好地保护胡蜂种群，包括交流有关胡蜂的饲养相关传统知识。因此，合作社作为惠益分享的对象，可以更直接地达到惠益分享的目标。

5.3 通过惠益分享的认证

为了保护开发胡蜂酒的商业机构的权利，需要国家对传统知识的使用权转让进行监督。同时，为了保护社区对于胡蜂酒的传统知识所有权，需要国家对传统知识产权有明确的立法保护。

而在市场上，需要让进行惠益分享的商业机构得到客观可见的短期利益和长远效益，就需要对于进行惠益分享的商业机构得到认证，并得到消费者的认同。这就需要具有权威性的，非政府、非商业的第三方认证机构的参与。

国际上正在建设惠益分享的认证体系，参与这样的认证体系，有利于胡蜂酒产品走向国际，并且也可以保证质量。

5.4 惠益分享的内容

胡蜂酒的惠益分享首先是为胡蜂酒等景颇族传统医药知识的保护和可持续发展提供基础。因此，惠益分享应该用于景颇族传统医药的收集、整理和交流，以及对于景颇族传统医生的医药传承等方面。

胡蜂酒可以进入景颇族的传统知识展示区，得到惠益分享宣传平台的免费宣传，利用惠益分享的资金，推动胡蜂酒进入医疗保险药物名录。这样可以更好地得到认同和发展。

利用惠益分享，建立景颇族传统医药传习所，请景颇族传统医生带景颇族社区的学龄青少年上山认识各种生物，以及相关的药用知识，出版景颇族语言医药书籍等。

目前民族药物的分类上属于商品成药、医疗机构内部制剂和自制药物三种医疗机构内部制剂。这三种药物的生产和制作都依赖于公共知识、集体知识、个人知识提供的信息。而通常内部制剂的生产、制作知识主要来源于集体知识，同时也有公共知识，常以民间惯常使用或典籍记载的单方、验方为基础在进行一定调整之后制成丸剂、散剂等形式。民族药物在研发、生产、制作过程中利用的知识来源比较复杂，在研究惠益分享时，为了确定利益相关方和惠益形式等，新药物研发的信息来源途径和研发目的是必须考虑的要素。院内制剂，如果属于非商业目的利用传统知识，研究表明，在知识获取过程中采取的惠益类型包括少量现金、礼品、劳动力、宴会等形式。

一般来说，民族医药传统医生对于涉及药方具体信息的调查通常具有保密意识，过多询问会影响调查结果的准确性。研究表明，目前景颇族传统医生关于涉及药方的调查中告知调查员的情况分为详细药方（50%）、药物名称（30%）和严格保密（20%）三种（图5-2）。❶

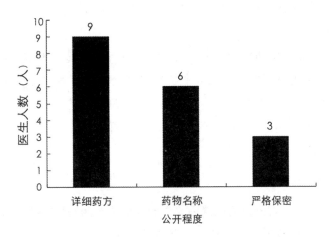

图5-2 景颇族传统医生药方公开程度情况

分析认为景颇族传统医生的一些药方能够公开主要有以下几个方面的原因，一是传统医生认为公开的内容并非其医药知识的核心内容。二是有传统医生表示，若非经过专门训练的传统医生继承人就算获取了药方的配伍情况，在使用中也不能取得理想效果，因而可以公开。三是景颇族医生对其医药知识传承的迫切需要。四是研究者作为当地人的研究身份获取相关信息的便利性。

为了更广泛地有效运用传统医药，应该制定相应的临床评估标准和规范。尽管景颇族人民具有丰富的使用植物药的知识和经验，多数人也一直将传统医学用于医疗保健目的。但必须重视传统医药的安全性和有效性，通过实验和临床验证使传统医药更好地用于防治疾病。摩瓦什散就是很好的案例。

同时应积极以惠益分享为手段实现景颇族医药开发。民族医药开发面临着重重障碍，因此，需要更加整合的手段，在更高层面上，建立民族医药发展的平台。

---

❶ 龚济达. 云南省德宏州景颇族医药传统知识传承与发展现状研究 [J]. 中央民族大学，2012.

惠益分享制度是保障民族医药开发的重要措施。惠益分享是我国签署加入的《生物多样性公约》的三大目标之一。特别是在公约下的《波恩准则》和《名古屋议定书》，为民族医药等传统知识的保护和可持续发展，提供了惠益分享的具体制度模式，这是一个国际水平的民族医药未来发展平台，也为我国民族医药提供了发展的资金保障和法律依据。然而，目前的惠益分享制度还缺乏具体的立法，可以进行有效的传统医药知识保护，从而给予各种生物剽窃以可乘之机。故此，建议对于景颇族的传统医药知识进行专利搜索，必要时需要进行相关的法律诉讼，防止传统知识被不当占有。与此同时，应尽快推动景颇族传统医药的市场化，并且进行惠益分享实践。

此外，陇川县内聚居着以景颇族为主的景颇族、傣族、阿昌族以及汉族等民族，属于典型的民族大杂居，小聚居。各民族群众之间相互通婚，申报民族成分时亦可根据个人情况自由选择父母所属民族作为自己的民族成分。实际上，由于相似的生活环境和生产生活方式，陇川县甚至德宏州范围内的各少数民族历史上长期相互碰撞、交流、融合，包括医药知识在内的民族文化也在相互借鉴和补充。景颇族医药离不开中医药，中医药也离不开包括景颇族医药在内的少数民族医药。

因而，在一些民族聚居区内研究医药传统知识时，单纯地使用"民族"这一概念有其一定的不合理性。研究中发现有两名传统医生数代之前并非陇川县世居的景颇族，而是从外地迁来的其他民族。但通过几代人长期与景颇的交流融合，其生活方式几乎被景颇族同化，其所持有的医药知识中也具有了一些景颇族医药的痕迹。而在对少数民族医药传统知识进行知识产权保护和惠益分享时，不得不考虑这部分特殊人群的民族划分和归属问题。目前有学者认为可以根据传统知识的师承关系、习得途径等属性进行划分，而非民族成分确定。本书作者认为，可以综合考虑按传统知识作用社区和传统医生的个人意愿进行划分。也正是由于这部分知识的权属难以确定，在一定程度上导致了惠益分享的难以实现。